オトナ女子の

「やっかいな疲れ」がとれる大全

An encyclopedia for adult girls to get rid of their troublesome fatigue

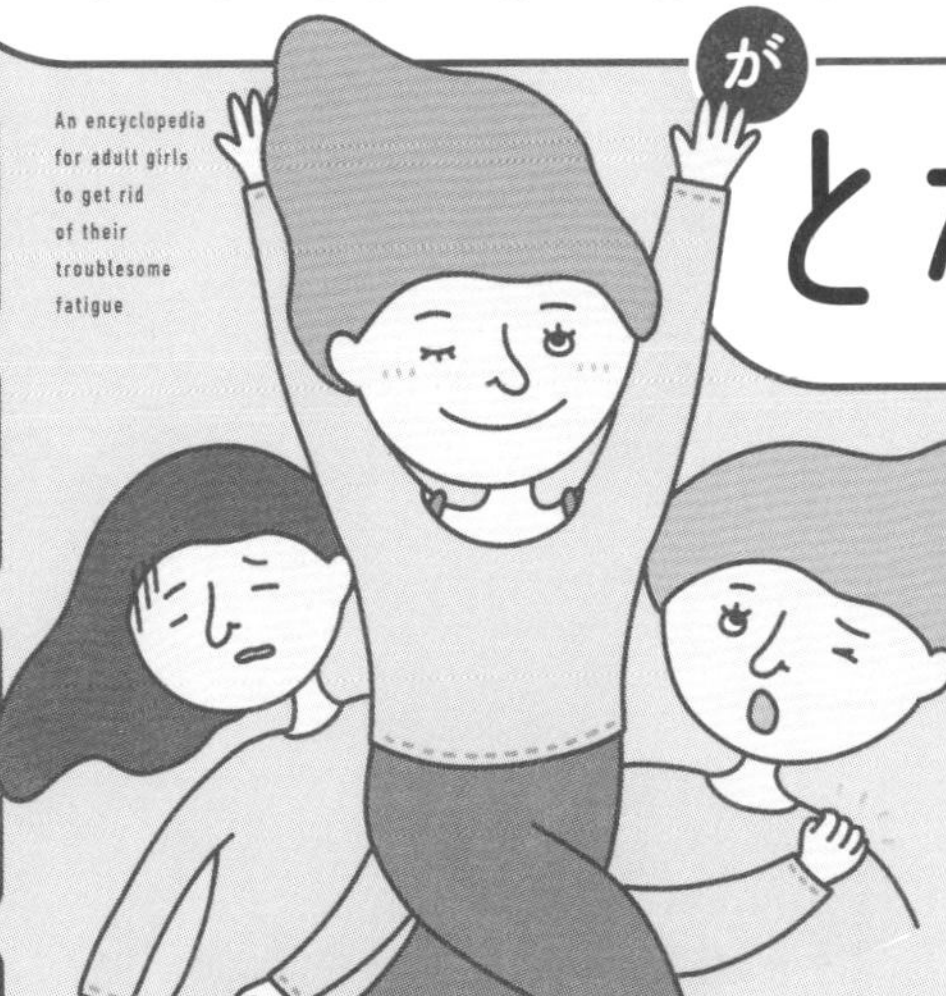

肩こり
むくみ
眼精疲労
腰痛
倦怠感
etc.

パーソナルトレーナー
坂村純子

大和出版

はじめに

リラックスできるから効果がある

「朝起きると昨日の疲労が残っていてだるい」

「整体やマッサージに通っているのに、いっこうに肩こりや腰痛が改善されない」

「よく眠れないので、さらに体がしんどい」

「パソコンやスマホを使うせいか、眼精疲労がひどい」

等々、「やっかいな疲れ」でヘトヘトの方。

病院に行くほどでもないけれど、しゃっきりしない日々をお過ごしの皆様。

この本では、そんなどんよりした毎日を一転させて、晴れやかで清々しい毎日へと変わる方法をご紹介していきます。

はじめまして。私は坂村純子という者です。

ここで自己紹介をさせてください。

私は現在、「50代からの疲れにくい身体づくりの専門家」として活動しています。

これからご紹介する方法を行うことで、お客様からは、

「頭がモヤモヤと重かったのに、視界がグンとひろがって、頭がスッキリした。信じられない！」

「冷え性で体調が悪かったのに、まるで温泉に入っているように、体がポカポカしている」

「足がウソのように軽くなって、階段をスイスイ昇れるようになった」

「ずっと悩んでいた肩こりが消えた」

「本当に久しぶりに朝まで熟睡できた」

という、ありがたい声が多く寄せられています。

なかには、すっかり調子がよくなった自分の体の変化に、歓喜する方もいらっしゃいます。

でも、そんなことは信じられないという方もいらっしゃることでしょう。

実は私も、以前は皆様と同じような悩みを持っていました。

子育てが少し落ち着いてきた頃から、体が硬くて反り腰で冷え性。

いわゆる更年期の女性特有の体の悩みを抱えていたのです。

このままではいけないとピラティスを学び、パーソナルトレーナーとして活

動してきましたが、年を重ねるごとに、ピラティスをしても、肩こりや背中の張りといった体の不調が改善できなくなっていたり、体の柔軟性にも限界を感じるようになっていきました。

そんなときに出会ったのが「体芯力®体操」というメソッドでした。

実践してみたところ、みるみるうちに不調が改善。

「やっかいな疲れ」など感じられない体へと、変わったのです。

これまでの中で、今が、「一番ラクに動ける体」になっていると断言できるほどです。

では「体芯力®体操」とはどんなものなのか――。

くわしくは後ほどお伝えしていきますが、このメソッドの最大のポイントは、**リラックスしながら体をゆっくり動かしていく**という点です。

体に負担がかからない動きによって、疲れや不調が誰でもカンタンに取り除けてしまいます。

ちなみに「体芯」とは、体の芯となる部分のことで、この部分に働きかけることで、次第にその部分が強く柔らかくなっていき、こり固まっていた体が動きやすくなっていきます。

体のあらゆる部分がほぐれ、疲れが消えていき、結果として「疲れにくい体」に変わっていくのです。

しかも行う時間は3分程度のものがほとんど!

ちなみに、ここが活性化することで、「動作」や「身体機能」の向上が科学的にも実証されています。

そこで、この本では、『オトナ女子の「やっかいな疲れ」がとれる大全』として、肩こりや腰痛、倦怠感やむくみ、自律神経の乱れや冷え性、イライラや不眠等々。

あらゆる疲労や不調の症状が、あっという間に改善される方法から、「内側からキレイになって『調子がいい』状態がずっと続くようになるヒントまで、あますところなくご紹介していきます。

とはいえ、それでもハードルが高いと、不安に思っている方もいらっしゃるかもしれませんね。

ご安心ください。

本文では、なぜ、「やっかいな疲れ」が起こってしまうのかという原因を、まず解き明かしていきます。そうすることで、その後に行う「動き」の意味がよりわかるようになり、自然と動けるようになってきます。

そのうえで、可愛らしいイラストと共に、それぞれの動きをわかりやすく展開していきます。イラストの女の子と、まるで一緒に行っているような感覚になれますので、ぜひ体の変化を体感してくださいね。

この本をきっかけに、あなたの不調やお悩みが解消され、快適な毎日へとも変われることを願っています。

それではさっそく本文をスタートしましょう。

パーソナルトレーナー　坂村純子

オトナ女子の「やっかいな疲れ」がとれる大全　目次

Part 2 肋骨を動かせると呼吸の力がアップして全身がラクになる

Part

3／体をひねって筋肉を柔らかくできれば動きやすい体に

Part 4

疲れにくくなりシルエットも キレイになれるちょっとしたこと

Part 5

内側からキレイになって「調子がいい」がずっと続く

イラスト　ｍｕｇｉ
本文レイアウト　岩永香穂（ＭＯＡＩ）
本文ＤＴＰ　美創

なんだかんだと、あちこち疲れていませんか？

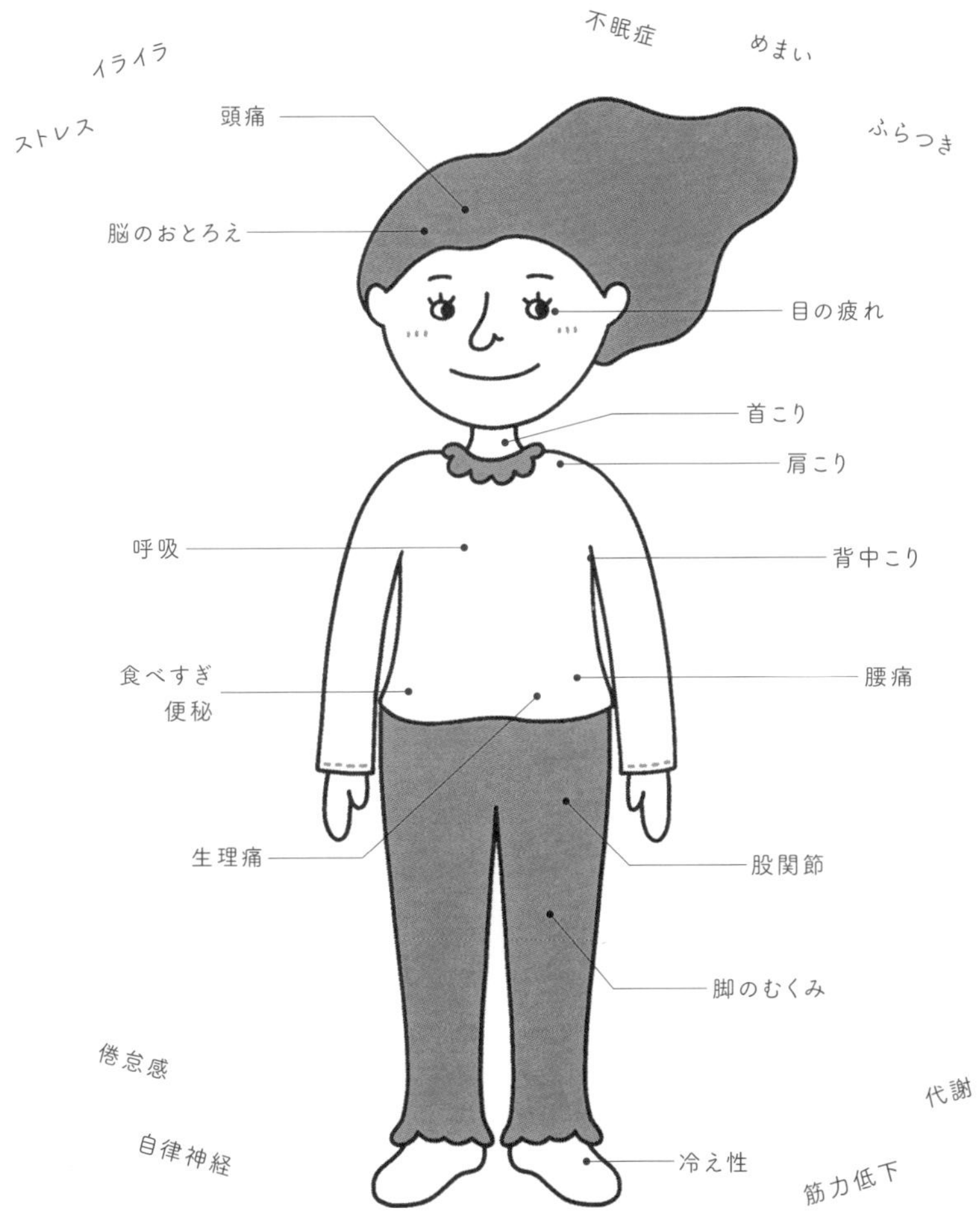

序章

Adult women's encyclopedia

今日1日を疲れない体で過ごす方法があった

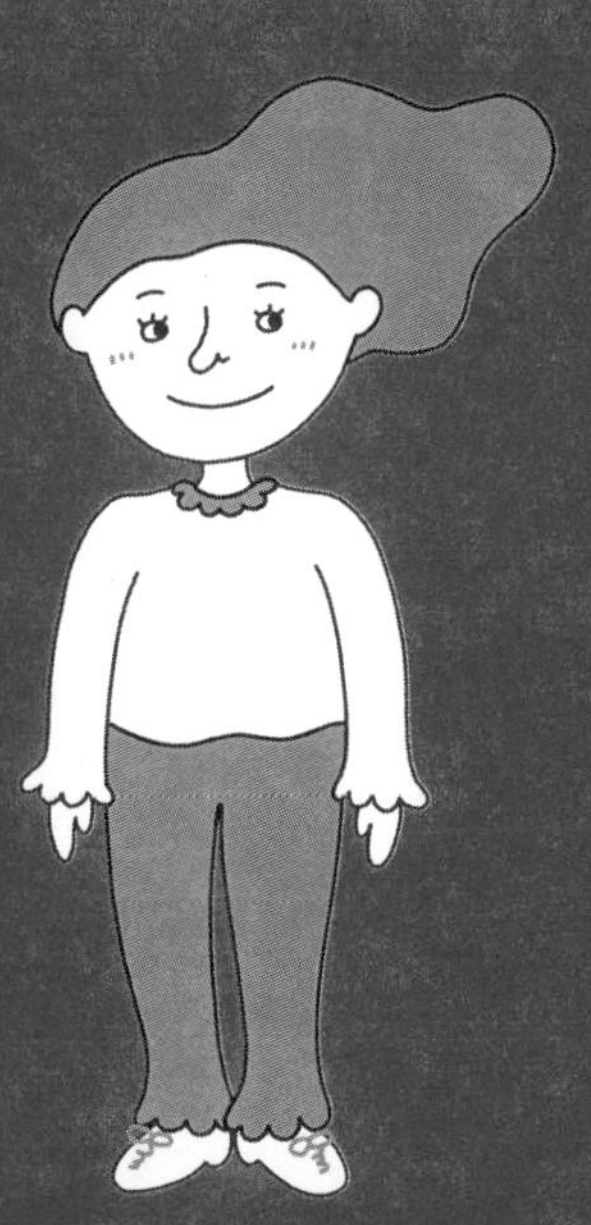

最近疲れやすくなった
病院に行くほどではないけれど、調子が出ない
だるい、動きたくない、疲れがとれない

だからジムに行くようになった
ピラティスやヨガを始めた

でも余計に疲れてしまう……

これはあなたが「間違った頑張り」をしていたからです

ここからは、疲れがとれて、ラクに動ける体のしくみをお伝えしていきます

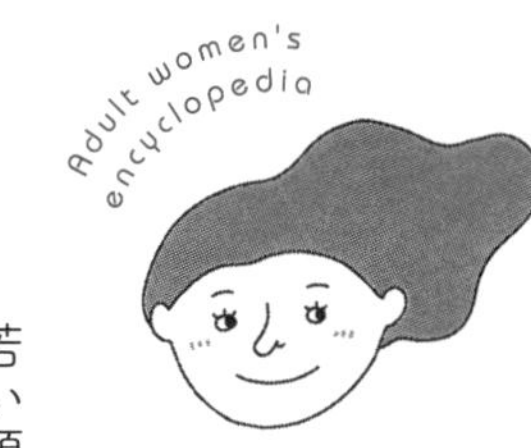

疲れやすくなっているのは年齢だけのせいではなかった

若い頃と比べると疲れやすくなった。

もしくは、寝ても疲れがとれない。

こう感じていたとしても、「年齢を重ねれば仕方がないこと」と、あきらめてはいませんか？

でもそれは、本当に年齢のせいなのでしょうか。

そもそも「疲れる」とはどういうことなのでしょうか？

「疲れ」には肉体疲労や精神疲労、神経疲労があります。

肉体的疲労は年齢を重ねることで起こりやすくなります。

それはどうしても筋肉量が減少してくるからです。

筋肉量が減ってくると、それに伴って筋力も低下する。

そのうえで、**歩いたり動いたりで体のバランスを保つだけでも、多くのエネルギーが必要になるため疲れやすくなるのです。**

また、女性であれば、40代以降は女性ホルモンの減少や乱れの影響も、肉体的疲労の原因として考えられます。

でも最近では、長時間のデスクワークによる、目の眼精疲労や、光の刺激によるストレスからの精神的、神経的な疲労が危惧されています。

パソコン画面やスマホなど近距離を見続けると、自律神経のバランスが崩れやすくなり、交感神経が活発に働きやすくなります。

交感神経が活発になるということは、体が緊張状態になるということ。

そうなると、呼吸は浅く短くなり筋肉も収縮します。

まさに「常に戦闘モード」です。これでは疲れないはずがないですよね……。

脳からは、体の減退状態のピークに達したときに、「疲れた」というシグナルが体に送られるのですね。

肉体的な疲労は筋力の衰えからもくるので、年齢によるものが大きいですが、精神・神経的な疲労は年齢に関係なく起こります。

だとしたら、自然光以外の光を浴び続けることになる現代を健康で生きていくためにも、疲れを年齢の言い訳にせず、疲れにくくなる体になるための努力が必要になってきます。

「頑張る」「力む」は実は逆効果

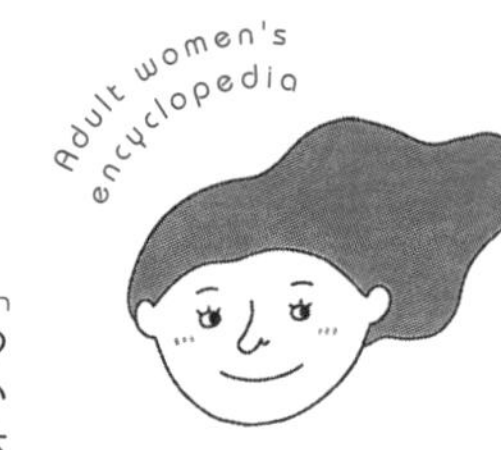

「つい体に力が入ってしまいます」
「体の力が抜けなくて困ってます」
こんな言葉を私のお客様からもよく耳にします。

でも世間的には、自分の体が力んでいるかどうか、気づいていてすらいない方のほうが多いのではないかと思います。

そもそも、子どもの頃から体に力を入れることは教えられていたとしても、力の抜き方なんて、誰からも教えてもらってないですよね。

そう！　むしろ子どもの頃から頑張って気合いを入れたり踏ん張ったり……そんなことばかりが良しとされてきた私達は、すでに無意識レベルで力む癖がついているのです。

そして、歳を重ねて運動不足になったり、体力も落ちてくると、途端に慌てて、ランニングを始めたり、ヨガやピラティス、フィットネスクラブ等に通い始めて、いきなり腹筋や背筋を鍛えたり。

ストレッチも痛いと感じるまで、とにかく頑張ってしまうのですよね。

不調を治したいのに逆効果な鍛え方

ではそうやって頑張ることは悪いのか……。

もちろん、筋肉を肥大させて、ボディビルダーのような体になることを目的としている場合は、何の問題もありません。

そうではなく、ただ健康になりたい、不調を改善したい、体力をつけたいことが目的の方が、いきなり表面の筋肉（アウターマッスル）を頑張って鍛えたり、固まっている筋肉を無理に伸ばしたりすると、体の緊張をさらに高めてしまって呼吸まで浅く

なってしまいます。

つまりさらに体に力が入りやすくなるので、逆効果になるのです。

解剖学的にも、アウターマッスルを鍛えて体の外側をガチガチにしてしまうと、インナーマッスルが動かなくなり、体幹（骨格や内臓部分も含めた胴体部分）が働きにくくなります。

ただでさえ、便利な世の中になった生活環境の影響で、現代人は筋トレをしなくても日常的に力みがちなため、インナーマッスルが使えていない人は多いのです。

だとしたら、そんな現代人に必要なのはフィットネスクラブで行うような筋トレではなく、まずは体の力みをとり、深い呼吸ができるようになる体になることが最優先。

何のためにトレーニングするのか、今一度見直してみることも大切ですね。

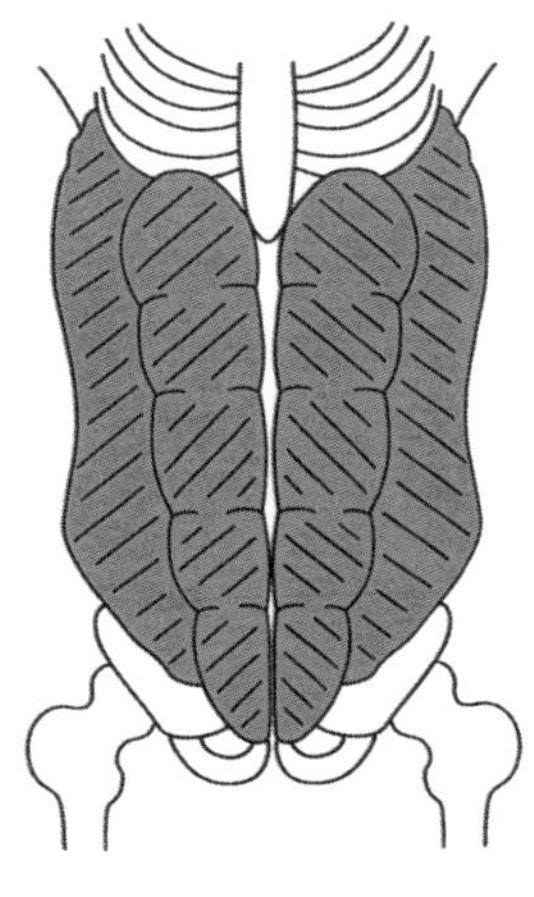

いきなりアウターマッスルを鍛えるのは、
かえって逆効果

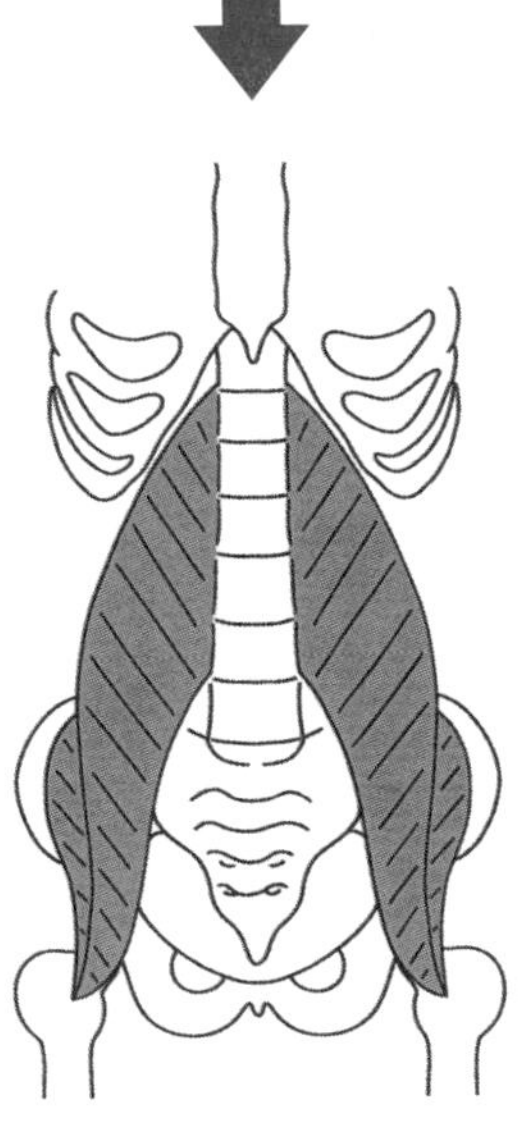

インナーマッスルが動かなくなり、
体幹が働きにくくなる

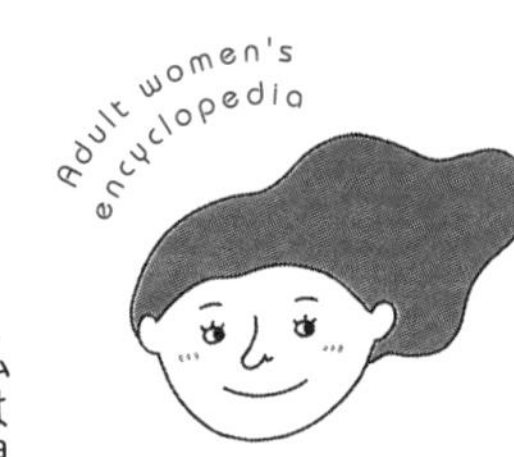

頑張らない筋トレ 体芯力体操

私は現在、「50代からの疲れにくい身体づくりの専門家」として活動しています。

私がお伝えしているのは、「体芯力(たいしんりょく)®体操」といい、体の奥にあるインナーマッスルを柔らかくして、**日常の立つ、歩く、座る等の動きをラクにして疲れにくい体をつくる**ための運動です。

「体芯(たいしん)」とは、体の奥にある代表的なインナーマッスル「大腰筋(だいようきん)」のこと。

この大腰筋をしっかり鍛える体操、これが体芯力体操です。

体芯力体操の創始者は、私の師匠である鈴木亮司さんです。

以前は、ピラティスのトレーナーとして活動していた私が、なぜ、体芯力体操をメインに伝えることになったのか——。

それは、ピラティスのエクササイズはスムーズにできるようになっているのに、日常の立つ、歩く、座る等の動きが特別にラクになっているかといえば、そうでもなく。

呼吸も深くできなくなっていたり、以前よりも股関節につまりを感じていたりしていました。

運動指導者でありながら、歳を重ねていく中で、自分の体の機能向上に少しずつ限界を感じ始めていたのです。

☆体に負担がかからずカンタンにできる

「運動をしているのになぜ？」と疑問を感じながらも、年齢のせいにしたり、少しキツめの筋トレをしてみても結果はあらわれず……。

当然お客様に対しても、自分の納得する指導ができなくなっていて、いろいろと学びを深めているところに出会ったのが、体芯力のメソッドでした。

この体操の大きな特徴は、キツくもツラくもないので、老若男女誰でも簡単にできるという点です。

運動やトレーニングといえば、「キツイ、ツライ、頑張る」というイメージを持つ方が多いのではないでしょうか？

でも、**この体芯力体操は本当にツラいどころか、カンタンで「頑張らない筋トレ」です。**

私はこの体芯力体操のおかげで、60代近くなった今が、「一番ラクに動ける体」になっています。

では、どうしてツラくてキツくないトレーニングなのに、効果があるのでしょうか？

体芯＝体の奥にある代表的なインナーマッスル→大腰筋

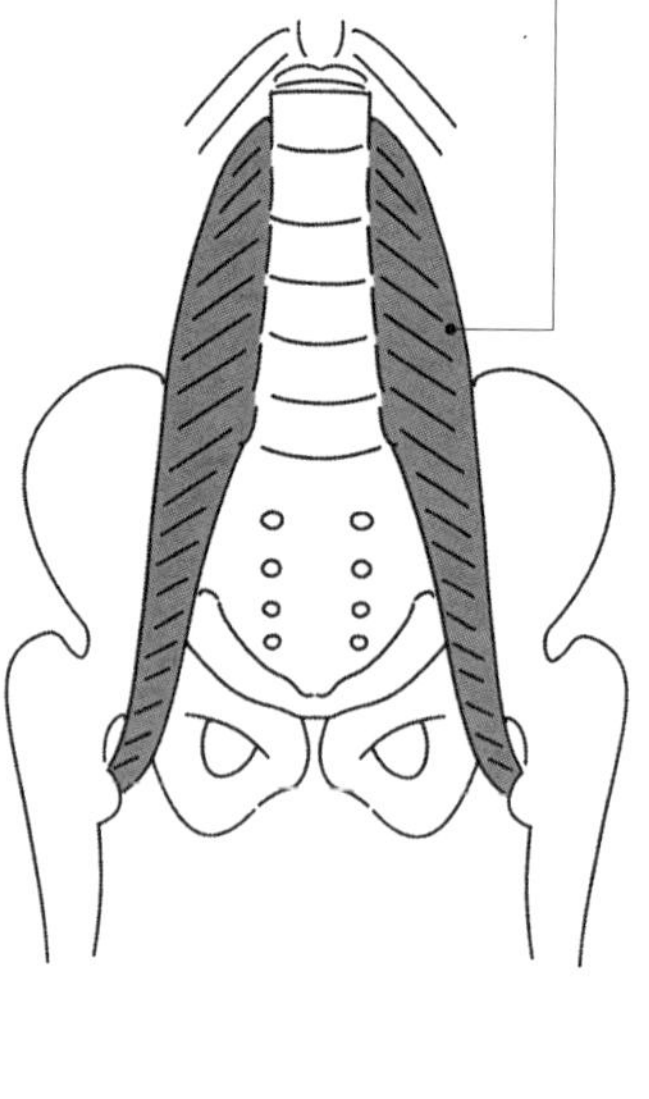

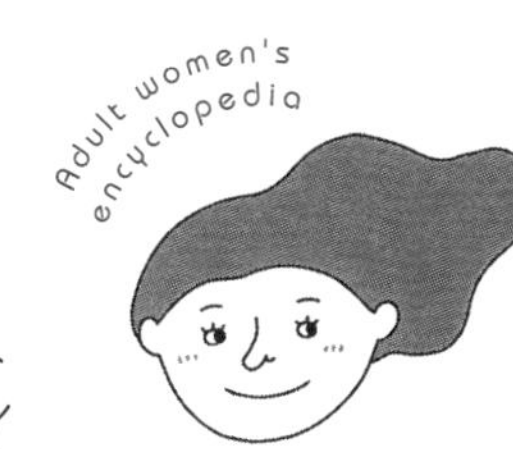

疲れにくくラクに動ける毎日に変わる

トレーニングといえば、皆さんが思い浮かべるのは体の表面の筋肉に負荷をかけて筋肉を硬くする、従来の筋トレではないでしょうか？

表面の筋肉は自分で意識して動かし、負荷をかけることで鍛えられる……。だからキツイのですね。

一方で、体芯力体操は、大腰筋を中心としたインナーマッスルを鍛えるためのトレーニングです。

インナーマッスルは、自分で意識して動かせる筋肉ではないので、負荷をかけるのとは逆に、表面の力を抜いてリラックスすることで、はじめて鍛えることができるのです。

☆効率よく動けるようになる

体芯力体操の基本動作は「曲げる」「伸ばす」「ひねる」だけ。

「え？　それだけ？」と思いませんか？

でもだからこそ簡単で誰でもできるのです。

体をゆっくり動かすことで、大腰筋に刺激が入り鍛えられます。

大腰筋は単独では動かないので、この基本動作を行うと、大腰筋の周りのインナーマッスルも鍛えられ、やがて全身の筋力もついて体力もついてきます。

つまり、**体の芯となる筋肉が強く柔らかくなるので、効率的にラクに動くことができる**のです。

私達が立ったり、歩いたり、座ったりをスムーズにできるのは大腰筋の働きによるものです。

しかし、年齢を重ねて体を動かさなくなると、大腰筋はいつの間にか衰えてきてしまいます。全身の筋肉の要である大腰筋が衰えることで全身の動きに大きな影響を与えるのです。

だからこそ、体芯力体操で大腰筋をはじめとした重要なインナーマッスルを鍛えて、少ない力で効率よく動ける体に、そして疲れにくい体を目指しましょう！

体をゆっくり動かすだけで疲れがとれる！ 疲れにくくなる！

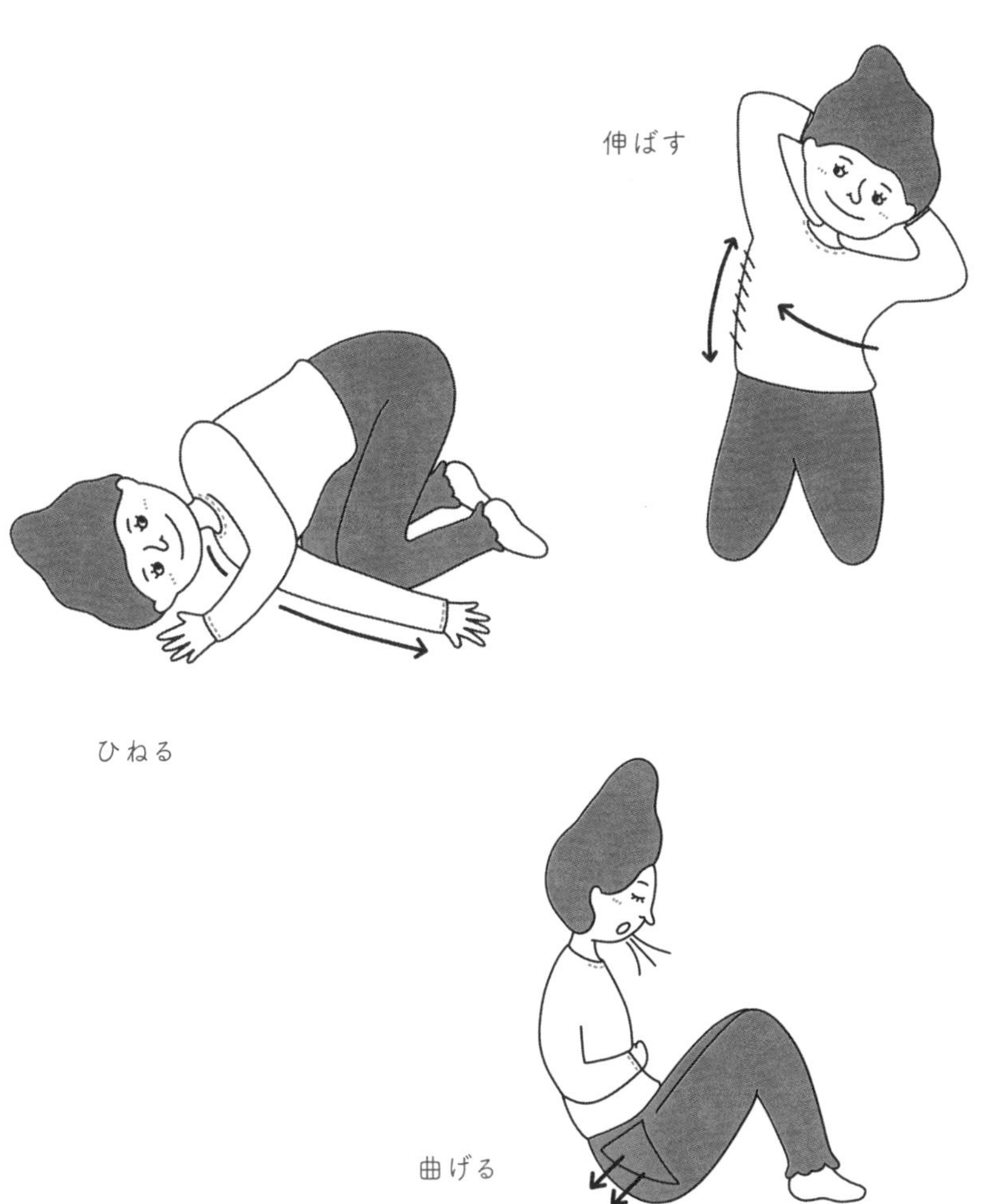

part 1

Adult women's encyclopedia

「脳神経」からのアプローチで体のムダな「力み」がとれる

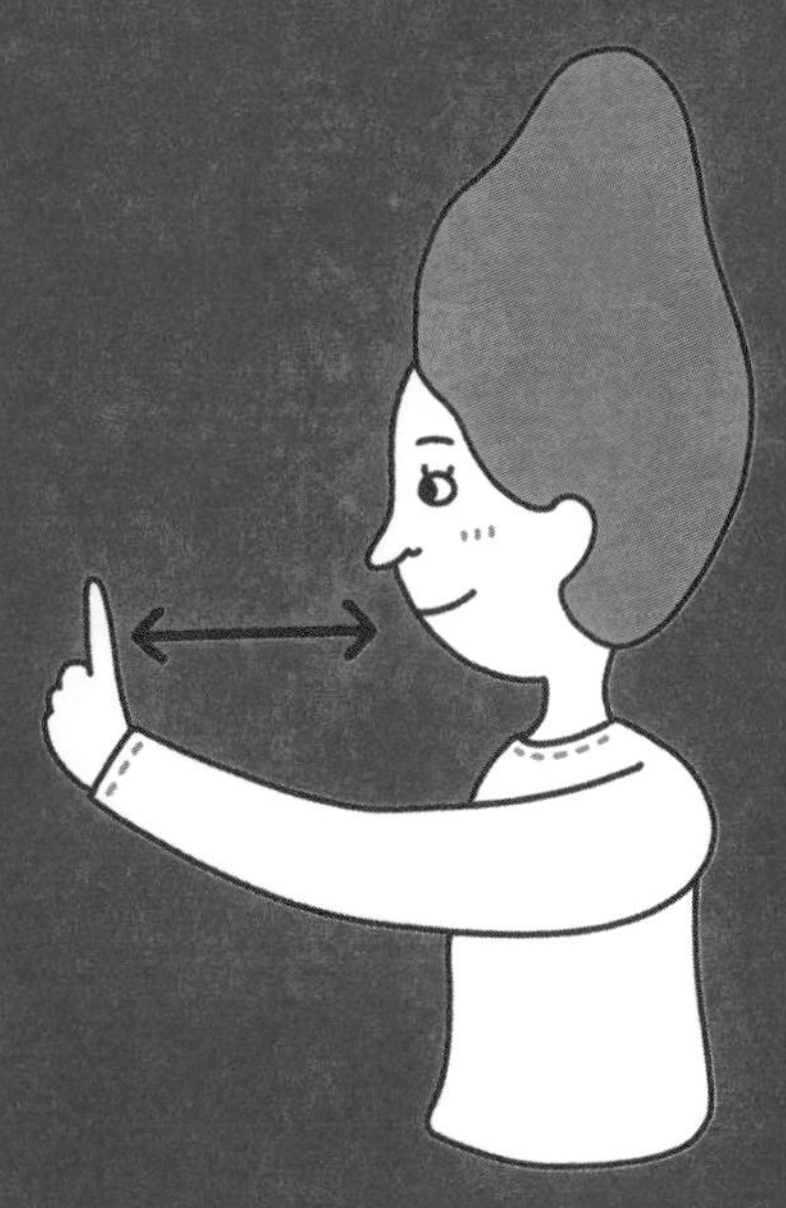

体がガチガチ、マッサージへGO！
でも、アレ？ すぐに元に戻ってしまった
というあなたへ

「脳からのアプローチ」で、
体がみるみる軽くなっていく方法を教
えます

リラックス

慢性疲労

全身の柔軟性向上

自分の体に触れるだけで体の硬さがとれる

●マッサージでほぐれるのは筋肉ではなくて実は神経

●筋肉の硬さの根本原因は脳

●全身をさすることで、脳の中に体の地図（ボディマップ）ができ、体がほぐれやすくなる皆さんは、日常で体がガチガチに硬くなってしまったときは、どうされますか？

頑張ってストレッチしますか？

それとも、マッサージや整体に行きますか？

どちらも感覚的には「ラクになった」と感じられるかもしれませんか、すぐに元に戻ってしまいませんか？

多くの方が「こり固まっている筋肉を伸ばしたり、手でもみほぐしてもらえば、柔らかくなると思われているようですが、実際には筋肉を柔らかくすることはできません。

マッサージでほぐれるのは、実は筋肉ではなくて神経を刺激しているから。神経の刺激が脳までいって、脳が体の認識をすることで、その筋肉のテンションをゆるめる反応が起こります。

つまり、筋肉が固まるのは結果論であって、硬さの根本的な原因は脳がつくり出しています。

そもそも筋肉は、脳からの指令で伸び縮みしています。

だから、普段動かさないところは情報が脳に伝わらなくなるので、脳からすると、とても不安なのです。

その不安から体を緊張させて、結果、筋肉が固まってしまうというしくみです。

ということは、**体を硬くさせないようにするには、脳を安心させることが一番の解決策**になります。

☆「ボディマップ」で全身の情報を脳にインプットさせる

脳を安心させるための一番簡単な方法は、全身まんべんなく触ることです。

触ることで、その情報を脳にインプットさせましょう！

このことによってあなたの脳の中にボディマップが形成されます。

ボディマップというのは、私達一人ひとり脳の中で持っている体の「地図」のこと。

私達はこの地図情報によって体を動かしています。

地図情報が不鮮明な場所は、

「体が硬い、体のどこかが痛い」

というような不調が出やすくなります。

元々、人間の背部、腰周りは脳から認識されにくい場所と言われていますが、今も昔も多くの人が腰痛に悩まされているのも納得です。

なによりもまずは、**普段から全身をさするように触ることから始めましょう。**

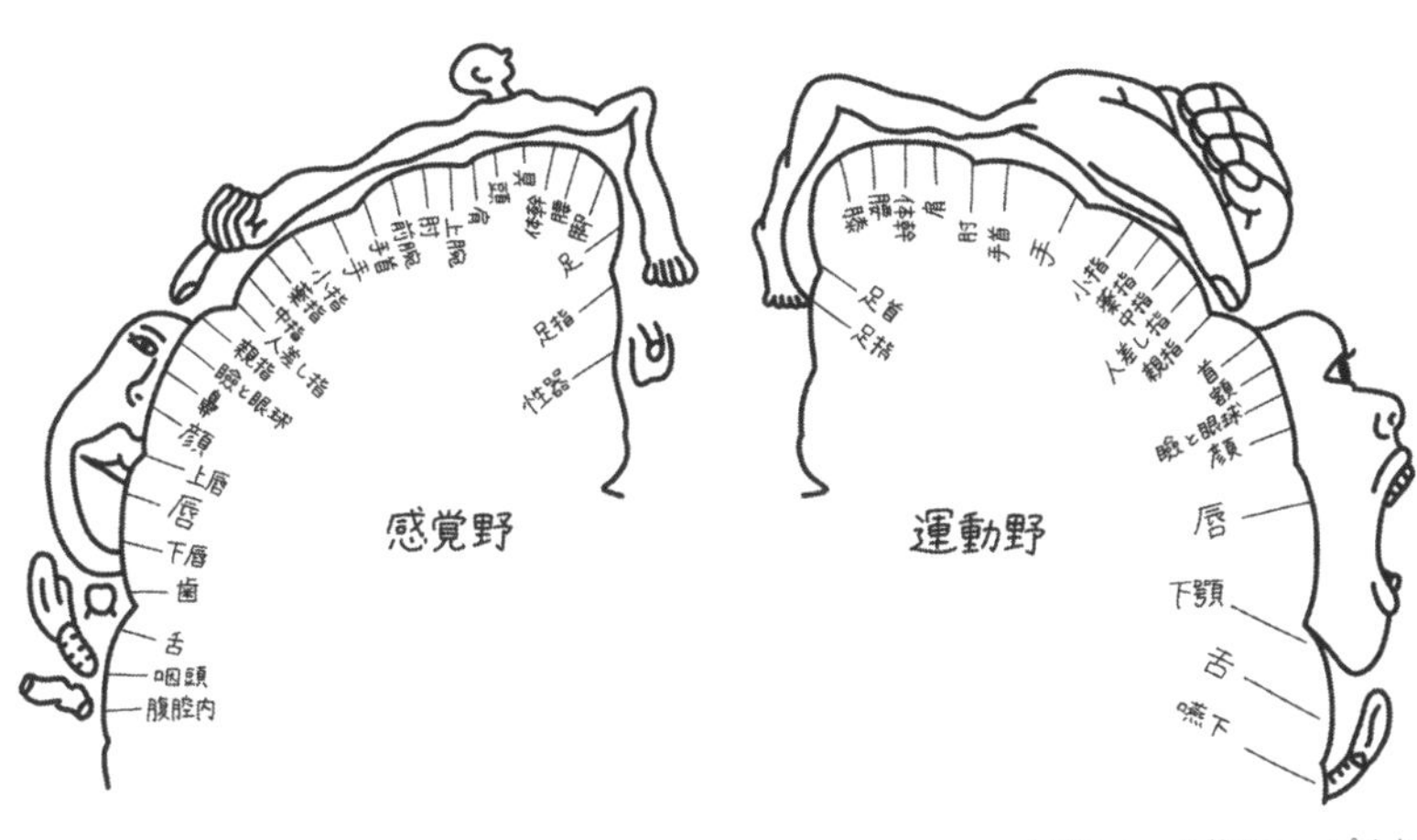

ペンフィールドのマップより

ボディマップが鮮明になると、筋肉が固まりにくくなって体も動かしやすくなります。

マッサージや整体で、体がほぐれたりラクになるのは、体に触れられることでボディマップが鮮明になったからです。

ただし、外からの刺激だけではボディマップは定着しにくいため効果も一時的になってしまうのです。

そこで、**自分の手で触ってボディマップを定着させていくことが大切**です。

硬いと感じる体の部分は特に念入りにさすってみてください。

全身の皮膚の神経を触って刺激するセルフケア

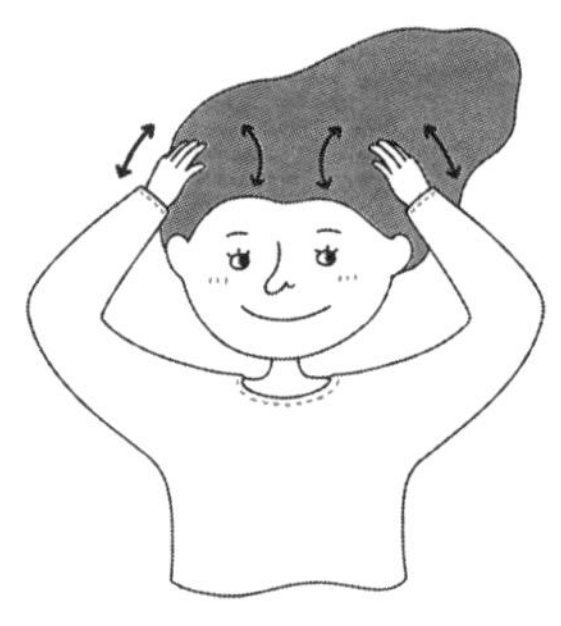

爪の先を少し立てて頭の皮膚をかきあげるようにしてマッサージ（3〜5回）

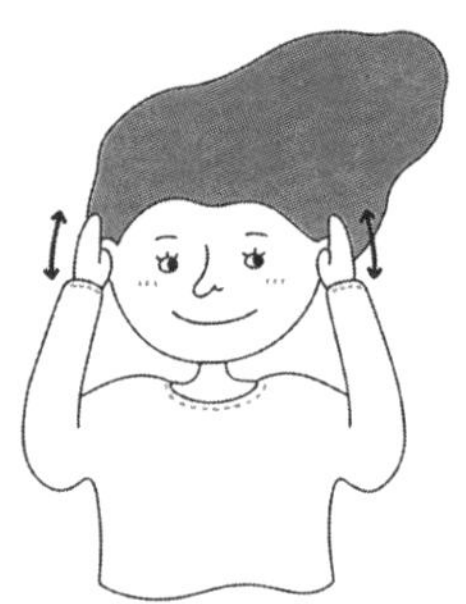

耳全体をさするようにマッサージ

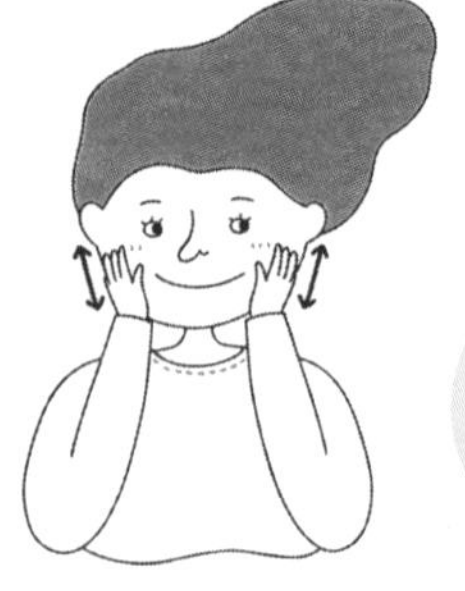

顔を両手で洗うように優しくさする
リラックス効果あり

触ることで脳にあるボディマップをつくる！

首から喉、肩にかけて
リンパを流すような感じで
軽くさする

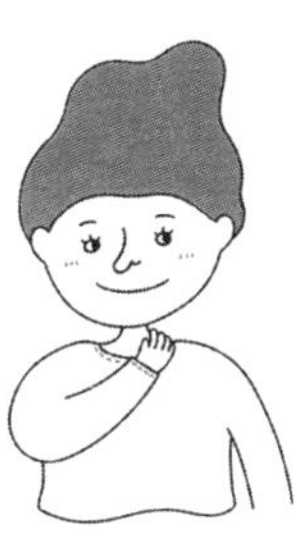

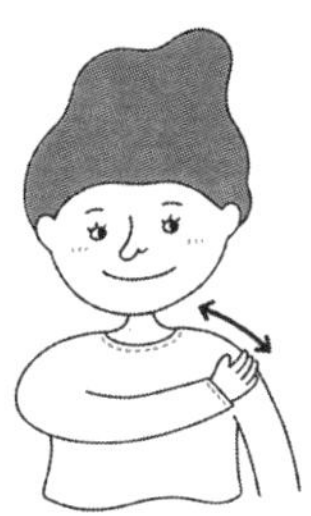

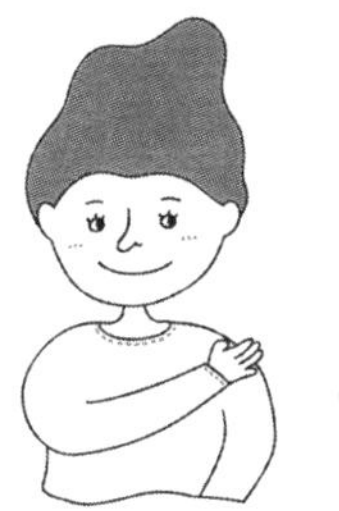

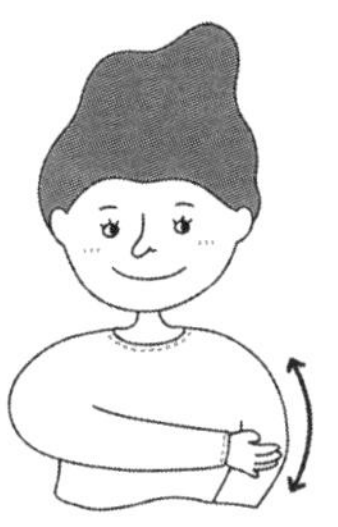

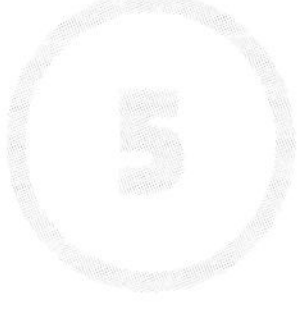

肩から胸、脇の下周りまで
まんべんなくさする

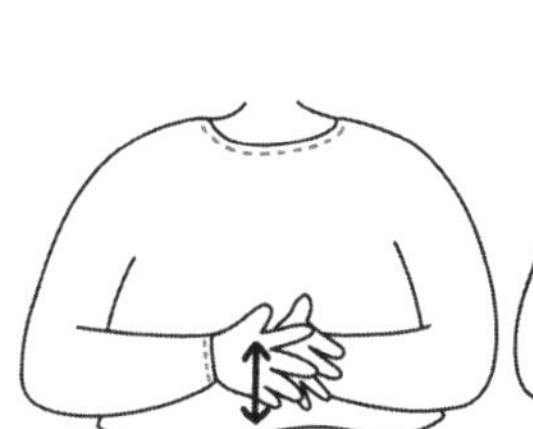

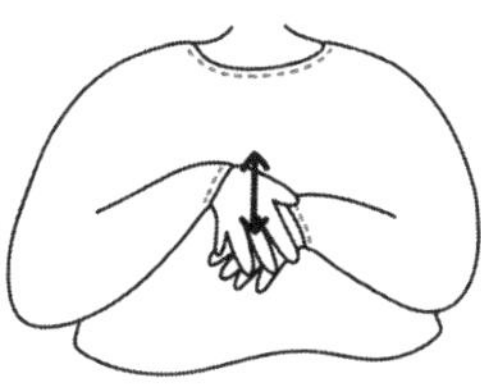

手のひらや指先、
手の甲をさする

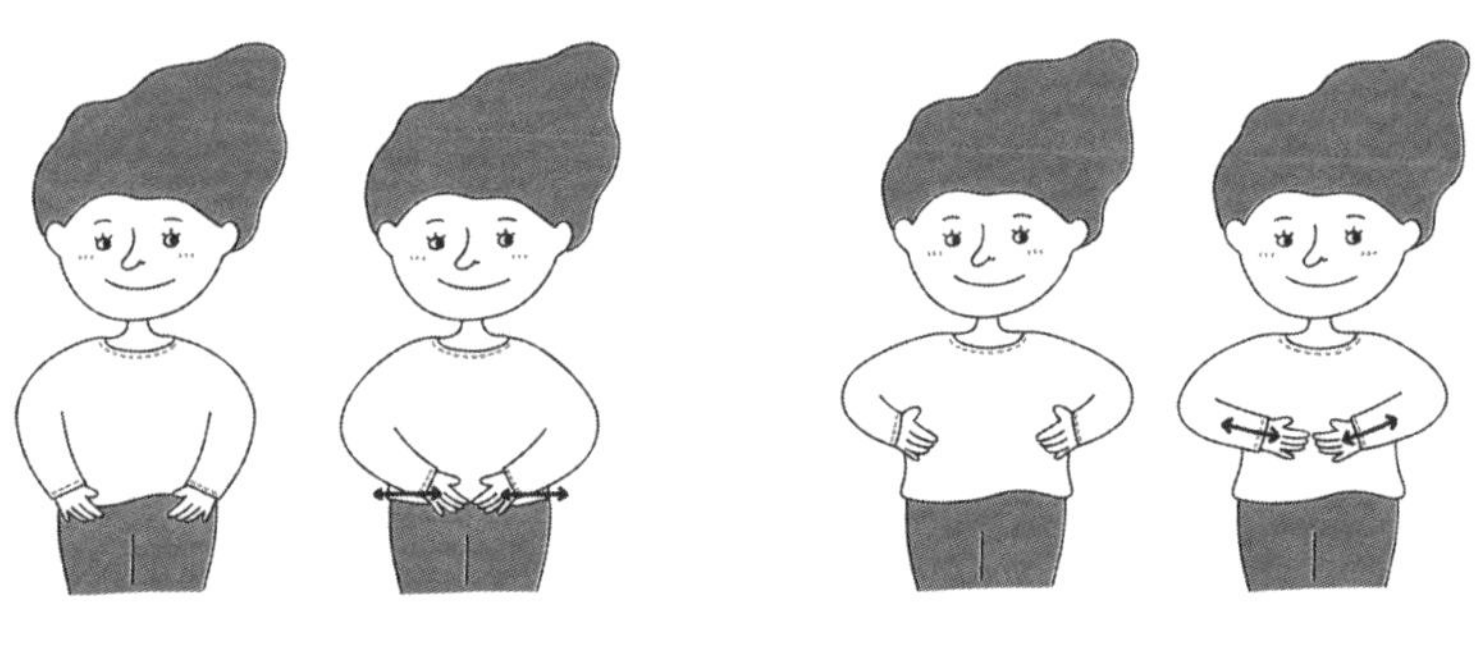

7

肋骨周り、お腹周り、
脇腹をさする

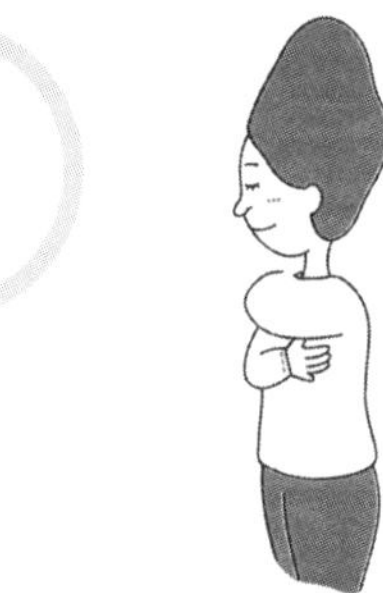

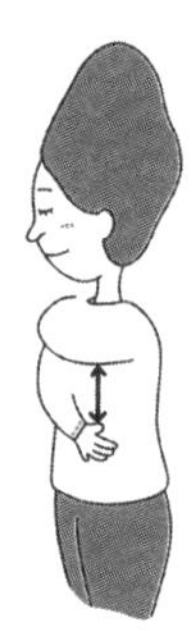

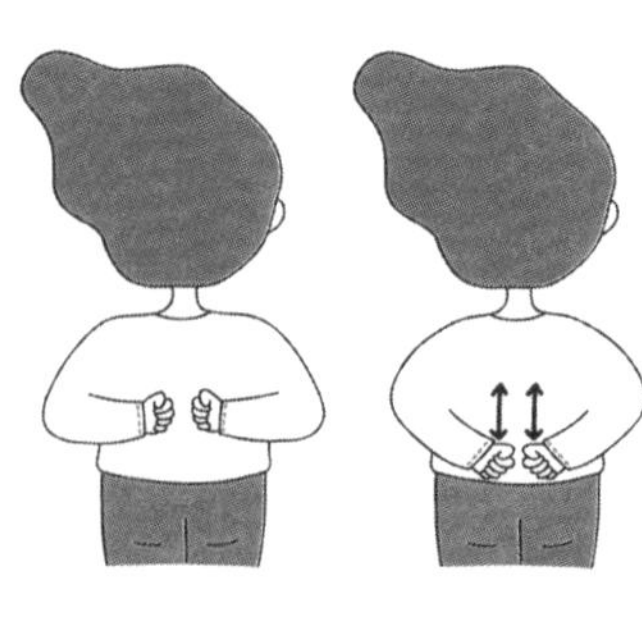

8

手の甲を使って背中から腰にかけてさする
（特に念入りに）

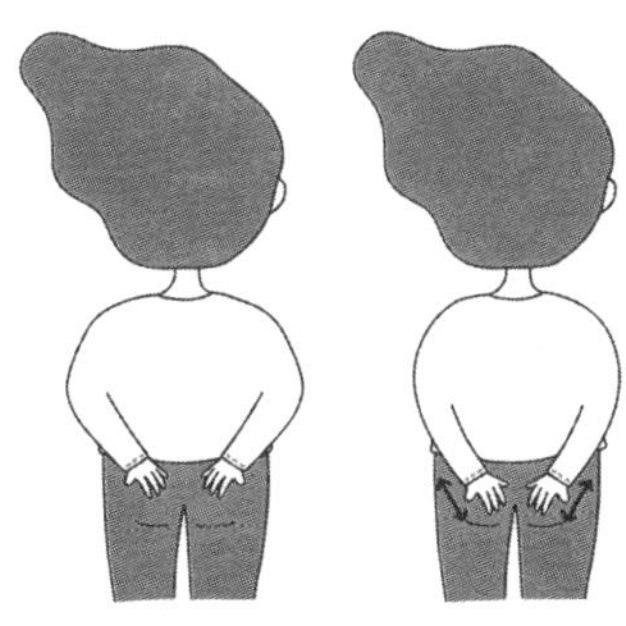

9

次にお尻を触ってそこから
かかとに向かって下がっていく

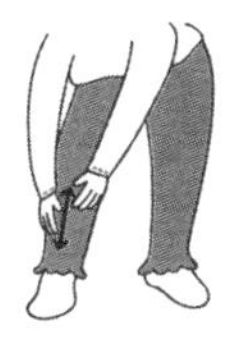
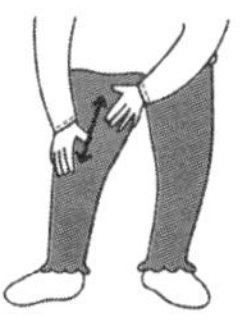
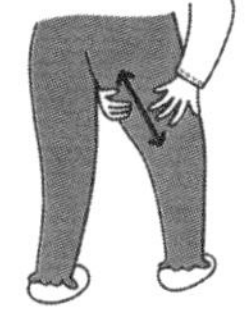
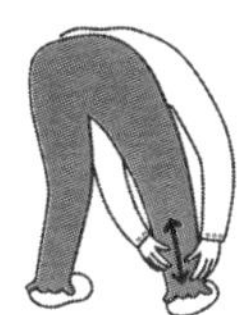

10

太ももの裏側、ふくらはぎ、すね、
太ももの前側をさする

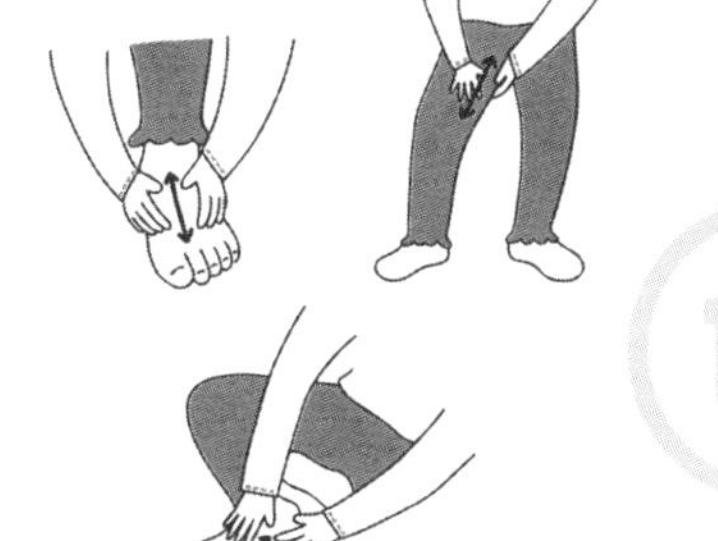

11

太ももの内側、足の甲、足のうらを
それぞれさする

**全身をさすり終わったら最初に比べて
体の柔軟性がアップしているはず!**

「眼」の動きで体の緊張や「力み」をとる

●脳が一番信頼しているのは視覚情報

●眼の動きをよくすることで、短時間で緊張や力み(りき)がとれて動きやすくなる人の体は視覚情報にかなり大きな影響を受けています。今では、老若男女問わず、大多数の人がスマホやパソコンを一日中見ているような生活になっていますが、近くの一点を長時間凝視することで、目の周りの筋肉はもちろんのこと、全身が緊張状態となっていると思われます。

人間の眼は、もともと近くを見るようにつくられてはいません。

人間がこの地球上に誕生したといわれる、原始時代をちょっと想像してみてください。その時代は常に遥か遠くを見て、命の危険から身を守り、生きていくために狩りもしていましたよね。時代は変わっても、人間の眼は昔も今も変わりはありません。

また、人間が立った姿勢で維持できているのは、目からの情報と三半規管のバランス情報があるからです。筋肉だけではないのですよね。

ボディマップの話は前項でも触れましたが、ボディマップをつくるうえで、脳が一番信頼している情報が、実は視覚情報。つまり眼の動きをよくすることで体も驚くほど短時間で緊張や力みがとれて動きやすくなる効果があるのです。

これからご紹介する方法は、体が動きやすくなること以外にも、眼性疲労や前屈が硬い方、また、背中が硬い、体を反れない方、腰痛、肩こり、首こりで悩まされている方に効果的です。

眼球運動をする前に、前屈と後屈と片脚立ちをやって、今の体の感覚を覚えていてください。

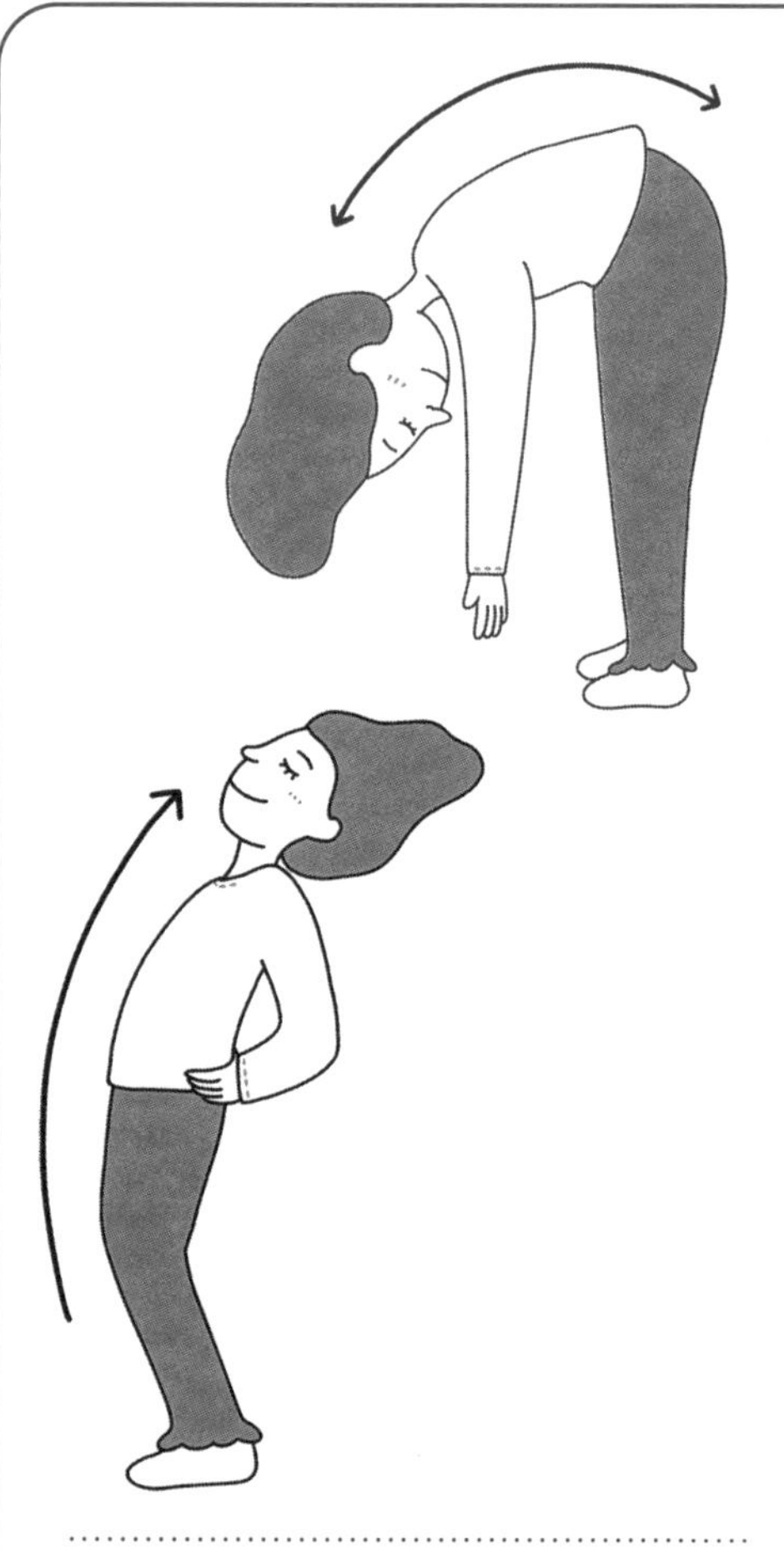

✿どこまで曲がりますか？
✿どこまで伸びますか？
✿違和感はありますか？

まずは、今の状態をチェック

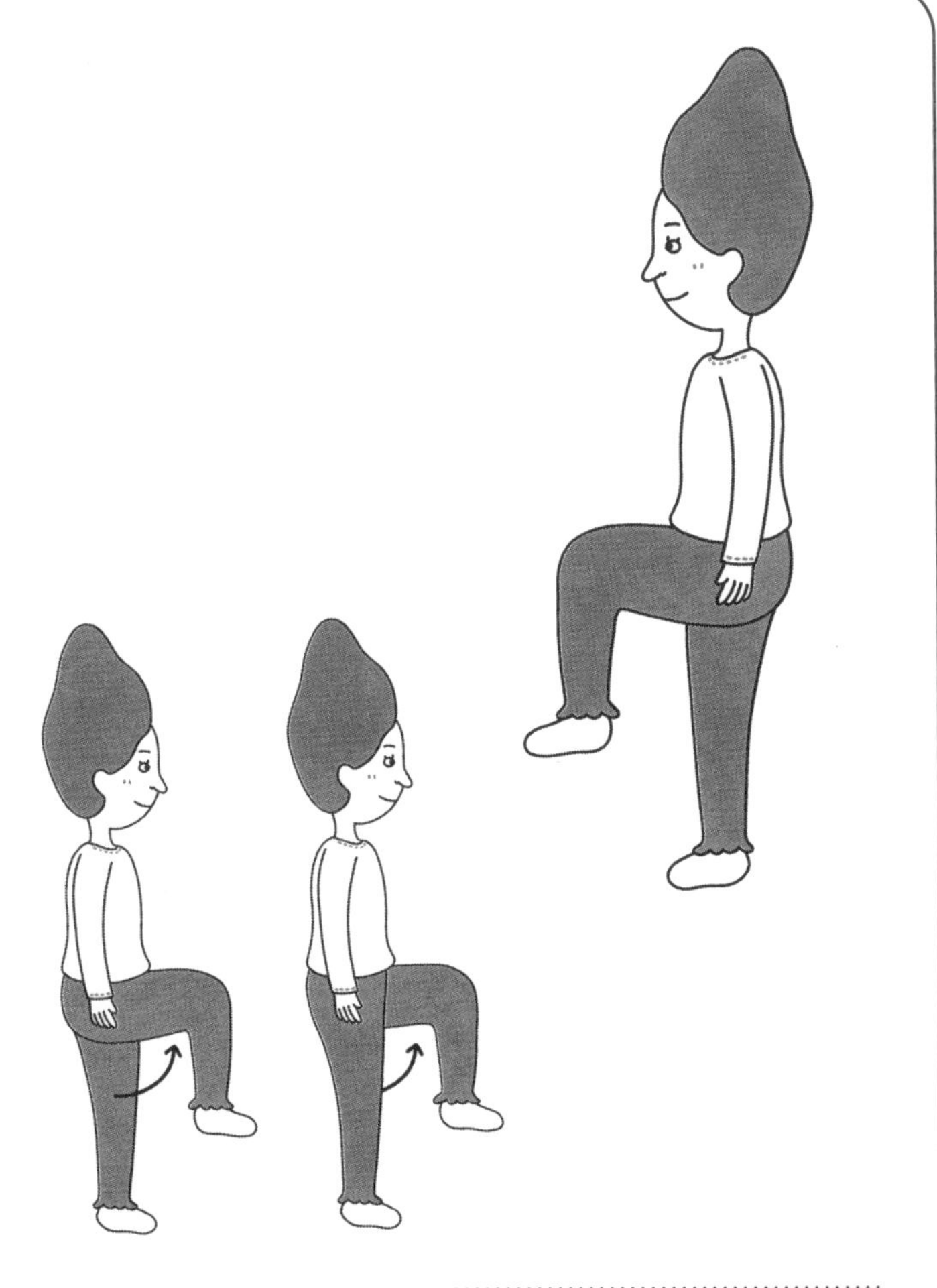

✩ぐらついていませんか？

✩スムーズに脚は上がりますか？

目を動かすだけでOK! 自然と体の緊張や力みがとれていく!

1

指を目の前に立てて指の先を一箇所見るところを決めて、指を目の前に近づけて寄り目にしたり指を遠ざけたりを繰り返す

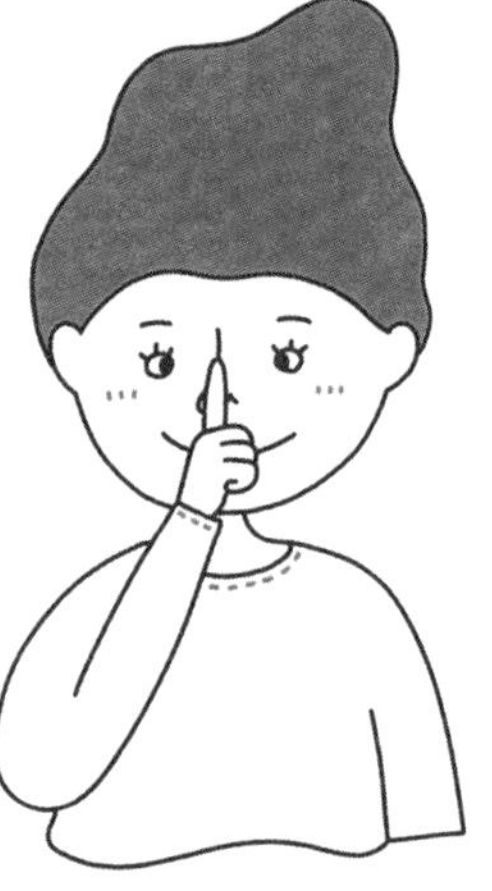

目は1点を見たまま

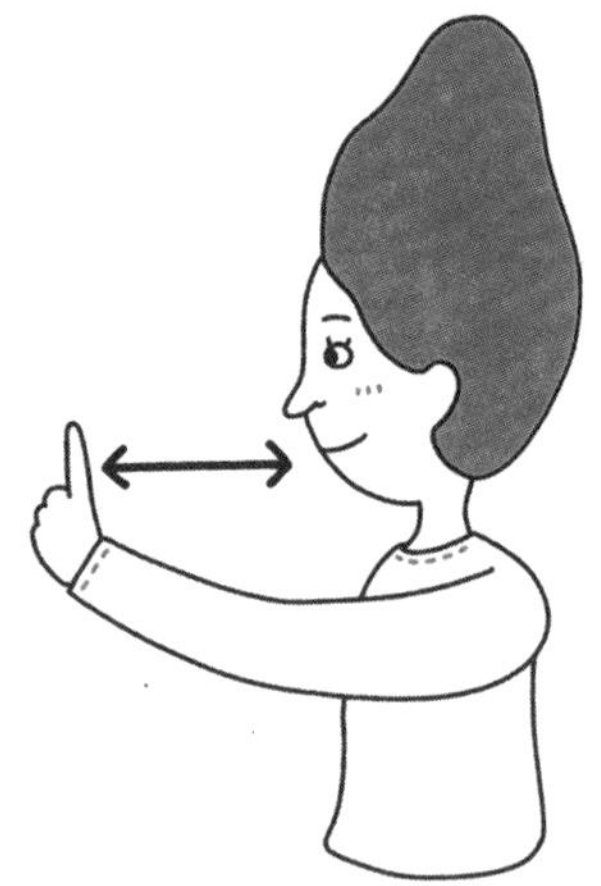

横から見たところ

①〜④までを5回〜10回繰り返した後、前屈と後屈、片脚立ちのビフォーアフターの確認をしてみましょう。

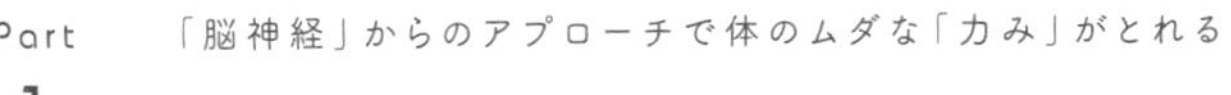

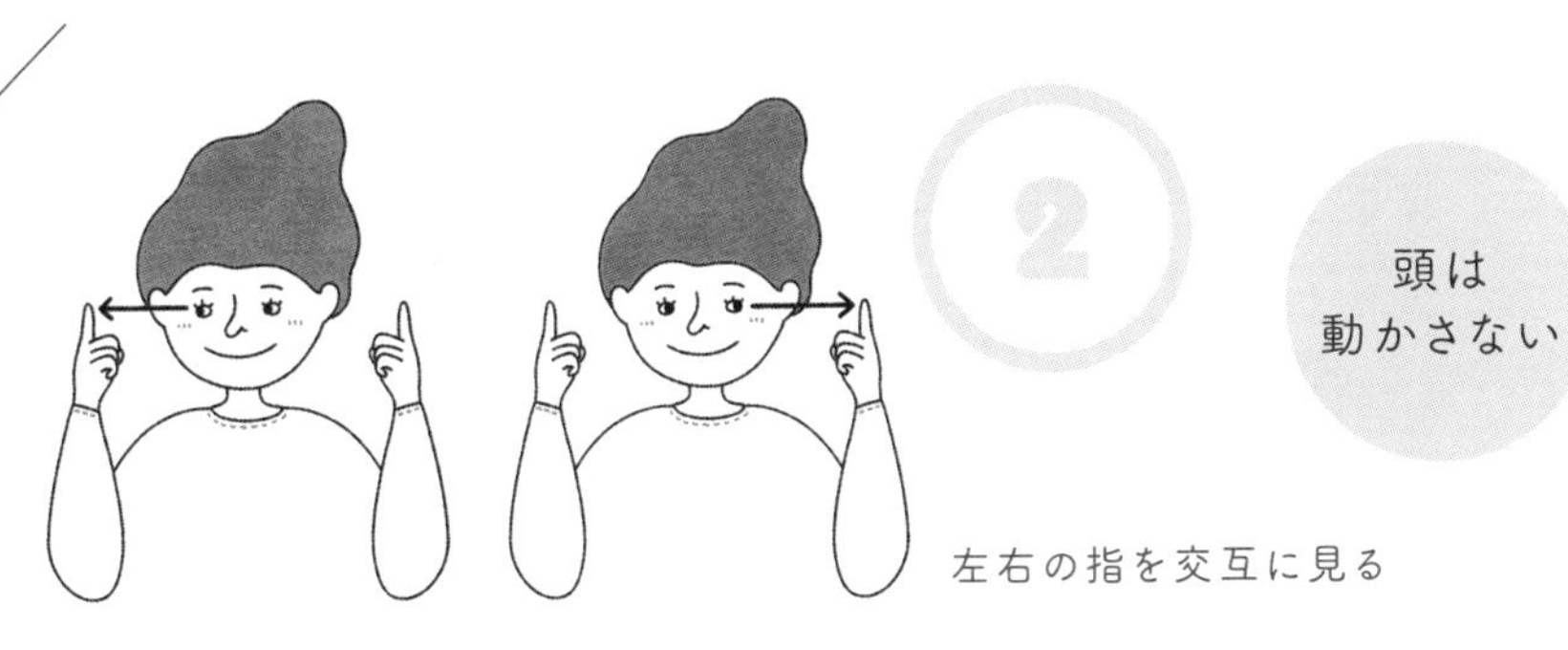

左右の指を交互に見る

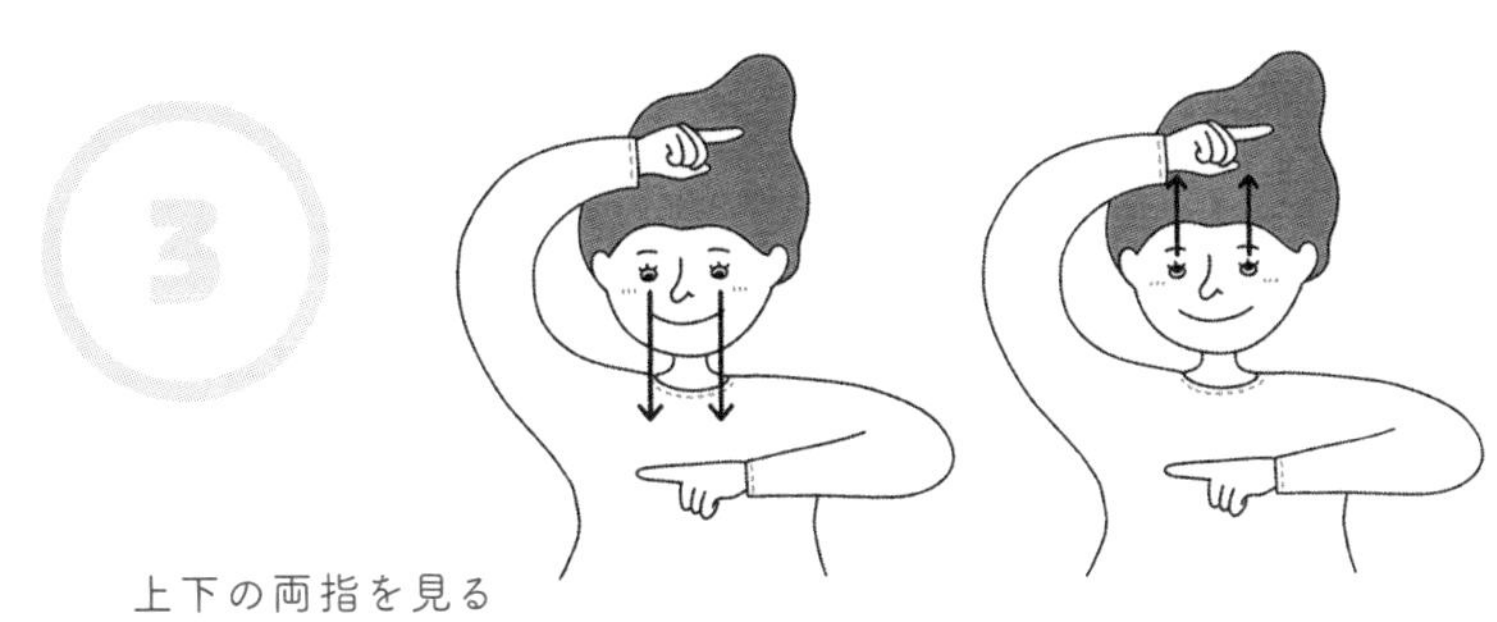

上下の両指を見る

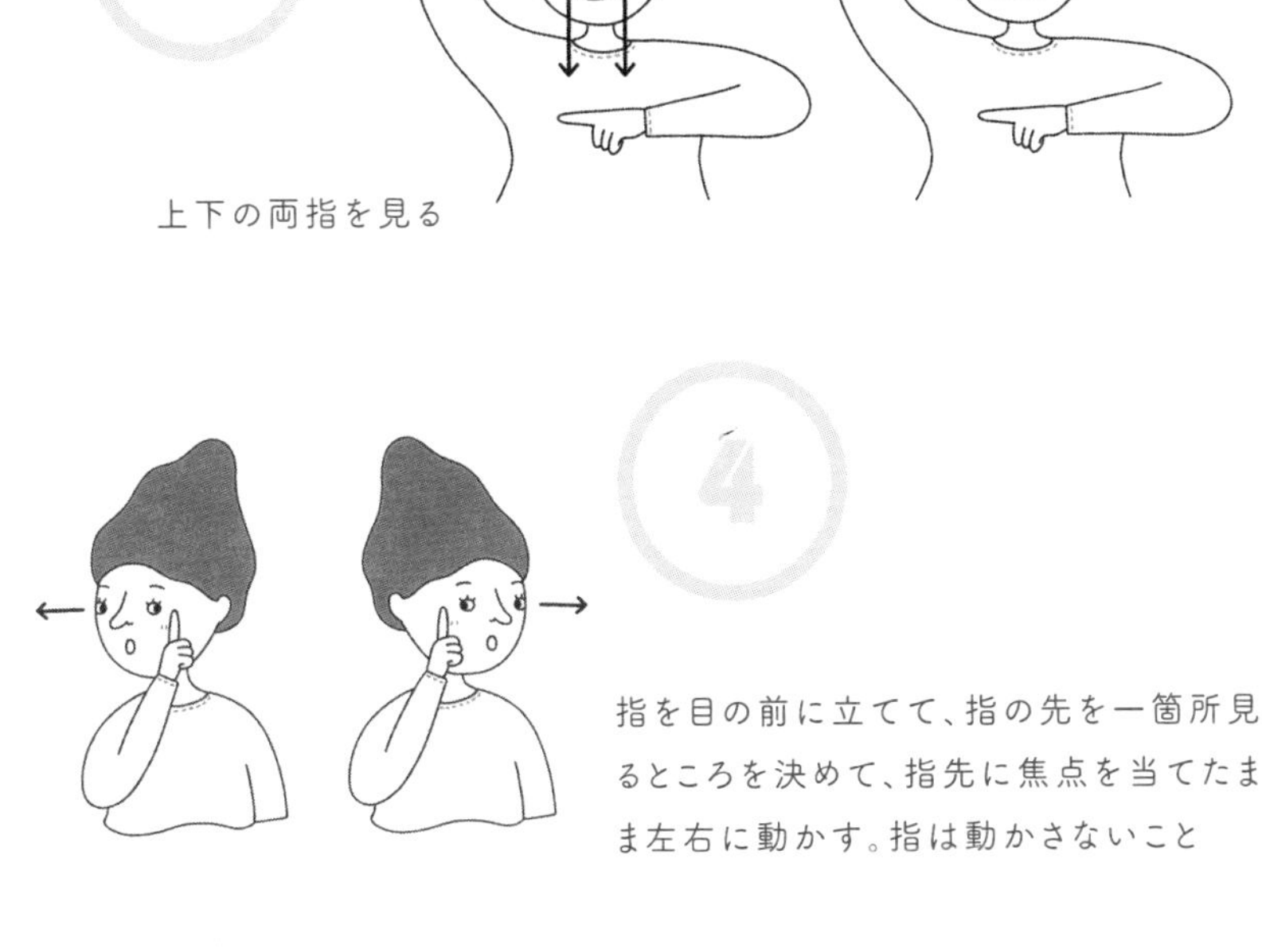

指を目の前に立てて、指の先を一箇所見るところを決めて、指先に焦点を当てたまま左右に動かす。指は動かさないこと

血流血圧改善　生理痛
自律神経　疲労
冷え性　三半規管
腰痛　倦怠感
肩こり　体の無駄な「力み」がとれる
頭痛

腕を「ブラブラ〜」で疲れが消えていく

●振り子のように動かすだけで血流が活発に

●自律神経が整う

●無心にブラブラさせるのがポイント

「腕を振るだけで疲れなくなるなら苦労はしないよ……」と思われるかもしれませんが、その効果を知ると、きっとやってみたくなります。

今回、オススメしたいのは「動く瞑想」といわれるスワイショウという体操です。

スワイショウとは中国語で、「腕を放り投げる」という意味で、気功や太極拳の準備運動といわれています。

腕を振り子のように動かすだけで全身の血流を促し、自律神経も整い、血流血圧が正常になります。

全身の血流がよくなることで、**冷え性や腰痛や肩こり、頭痛、生理痛改善の効果も期待できます。**

また、**腕を振ることで自然に体が揺らいで、その揺らぎにより体の力みがとれてきて、疲れがとれやすくなります。**

やり方はとても簡単です。

とにかく無心に腕を2、3分ブラブラさせて、腕の重みを感じてみてください。

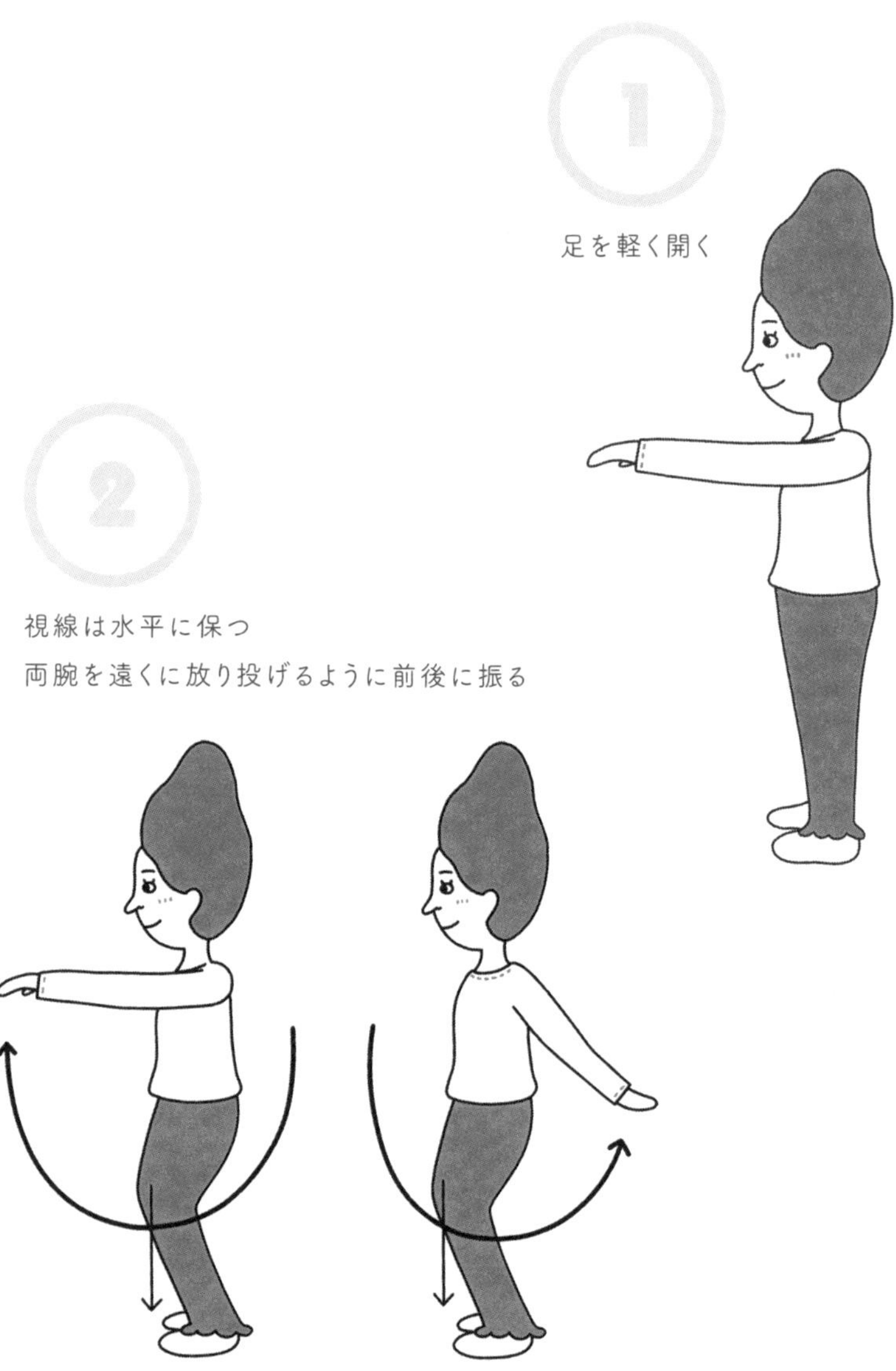
1
足を軽く開く
2
視線は水平に保つ
両腕を遠くに放り投げるように前後に振る

腕を振り子のように動かすだけ

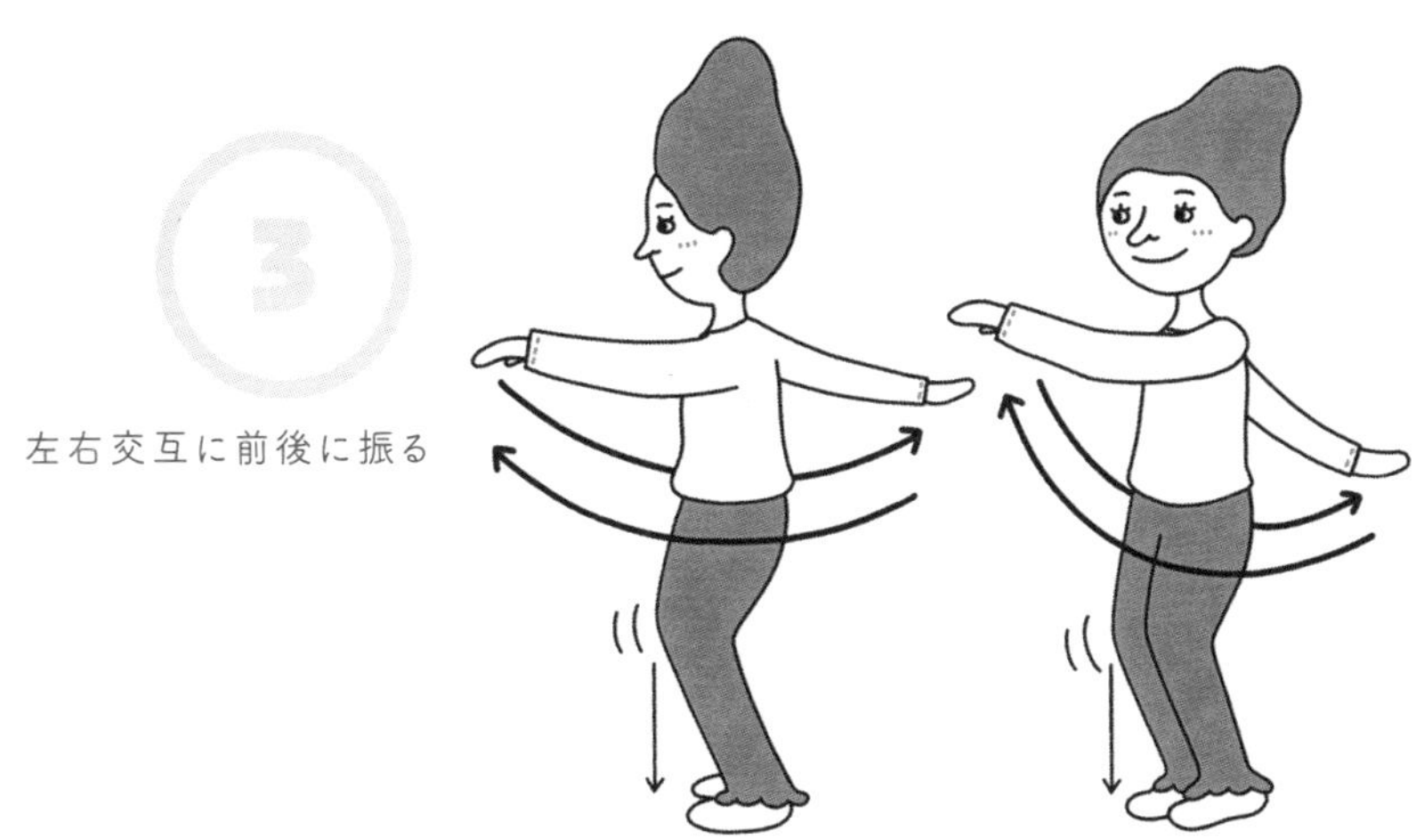

左右交互に前後に振る

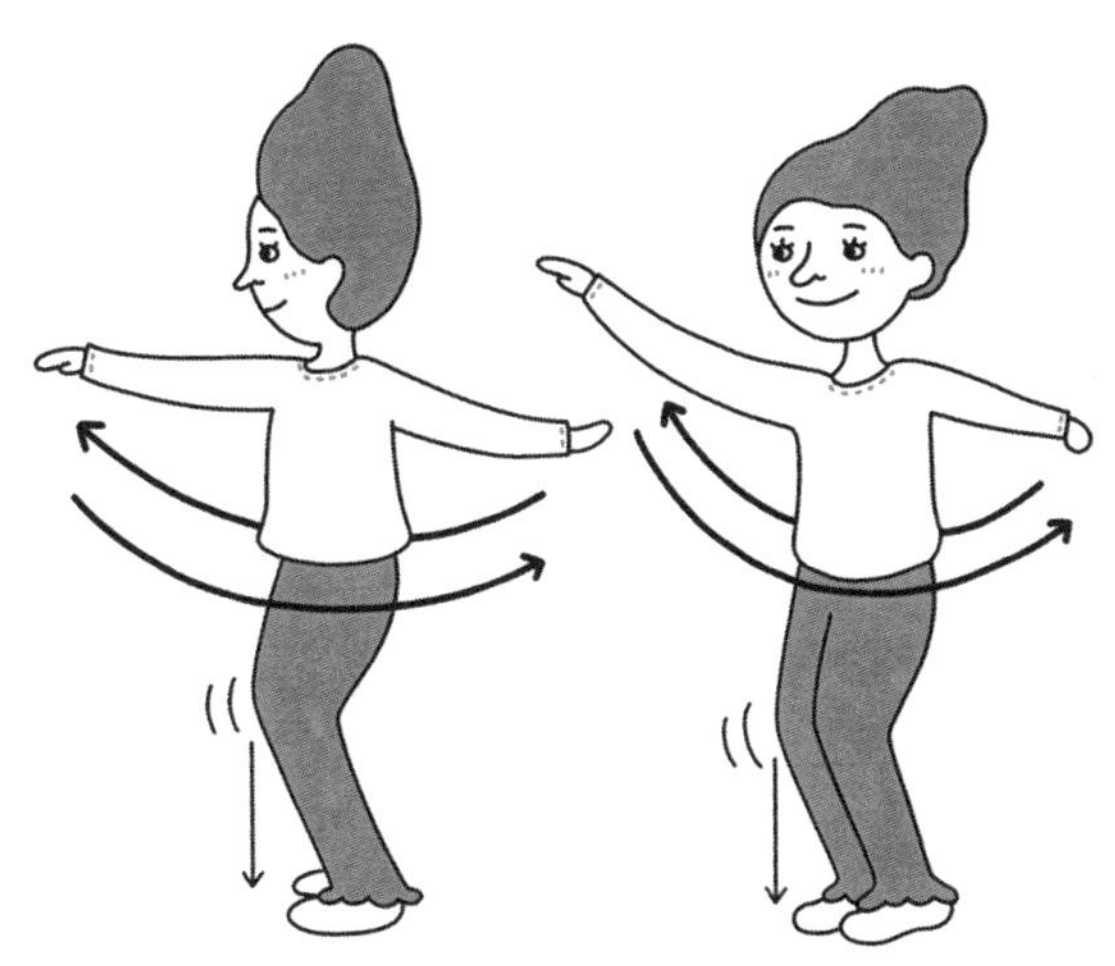

4

自分で膝を曲げ伸ばししようとは思わないで、腕の振りおろしのリズムに乗って体の自然な動きに身をまかせましょう

好きな音楽を
聴きながら
気楽にやって
みてください

5

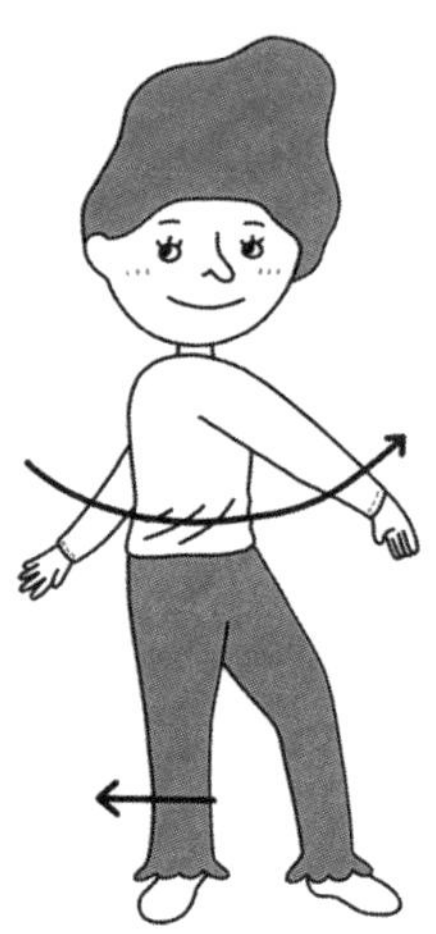

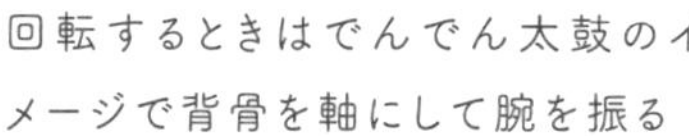

回転するときはでんでん太鼓のイメージで背骨を軸にして腕を振る

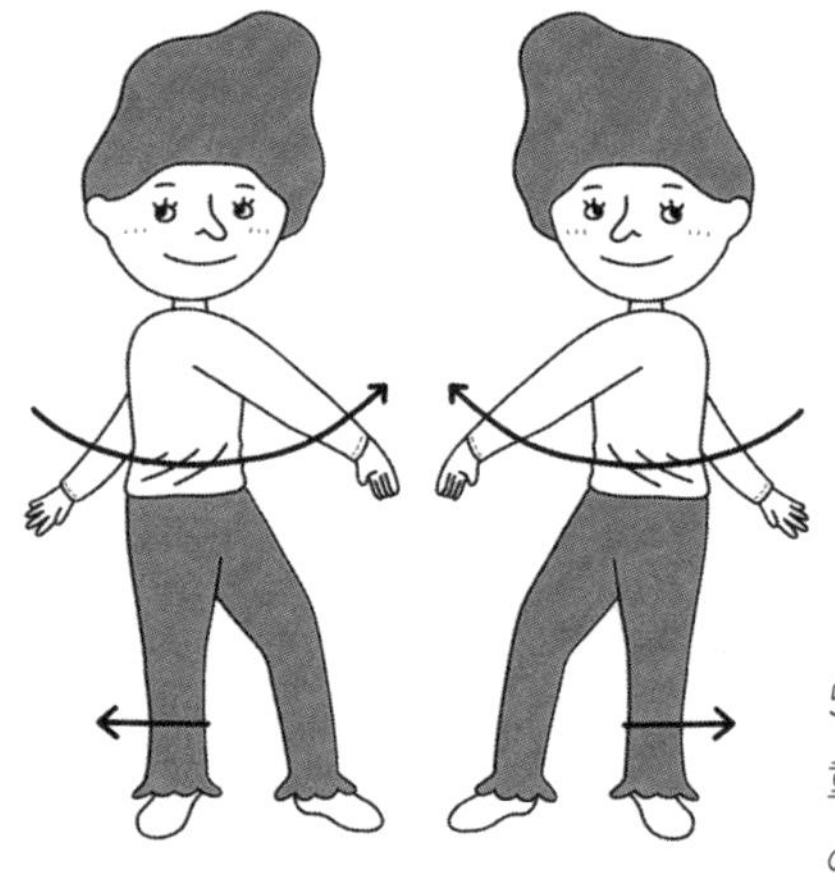

6

5分くらい続けてみて、腕の重みを感じて脱力できているのを感じられたらオッケー！

終わった後チェック

・体がフワッと軽くなっていると感じますか？
・脱力している感じがわかりますか？

最後は最初の①の前後の腕振りに戻ってみましょう。
最初に戻るからこそ、最初のときと戻ったときの腕の重みの違いが感じられます。

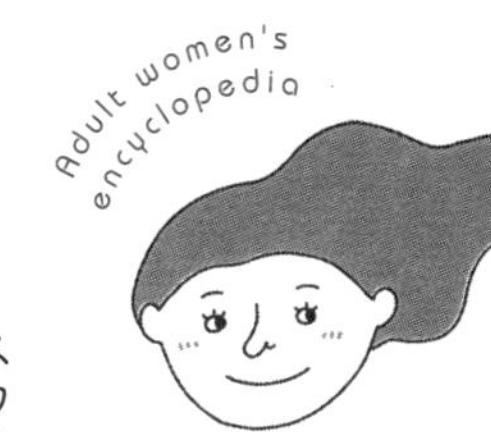

プラスα情報

スワイショウにはこんな効果も！

スワイショウには体幹を強くする効果もあります。

皆さんは「体幹」を強くするというと、腹筋のトレーニングを思い浮かべるのではないでしょうか？

一般的な腹筋を鍛えるトレーニングは、お腹の表面の筋肉をガチガチに固めるものが多いのですが、そうなると、前にもお話ししたように、**体の内側にある筋肉のインナーマッスルが動かなくなってしまって、逆に体幹が働かなくなってしまう**のです。

そこで、**表面の筋肉をなるべく使わないようにすることが、インナーマッスルを効率よく働かせることにつながります。**

スワイショウの動きで腕を振ると、全身が揺らいで肩周り、肋骨、腰周りの「力み」がなくなり、表面の筋肉の力が抜け、インナーマッスルが働きやすくなります。

すると自然と体幹が強くなります。

体幹を安定させるのは筋肉だけではありません。

耳の奥にある体のバランスを保つための大切な器官でもある三半規管。

ここが衰えるとめまいがしたり、乗り物に酔ったり平衡感覚が乱れて結果的に姿勢も崩れてきます。

いくら筋肉を鍛えても平衡感覚を感知する三半規管が衰えていたら、体幹を安定させることは難しくなります。

スワイショウで腕を振ることで、目も頭も適度に動くようになり、三半規管が鍛えられます。

三半規管が整うと、お腹を固めるような腹筋をしなくても、体幹が安定しやすくなります。

三半規管が整うと体幹が安定する

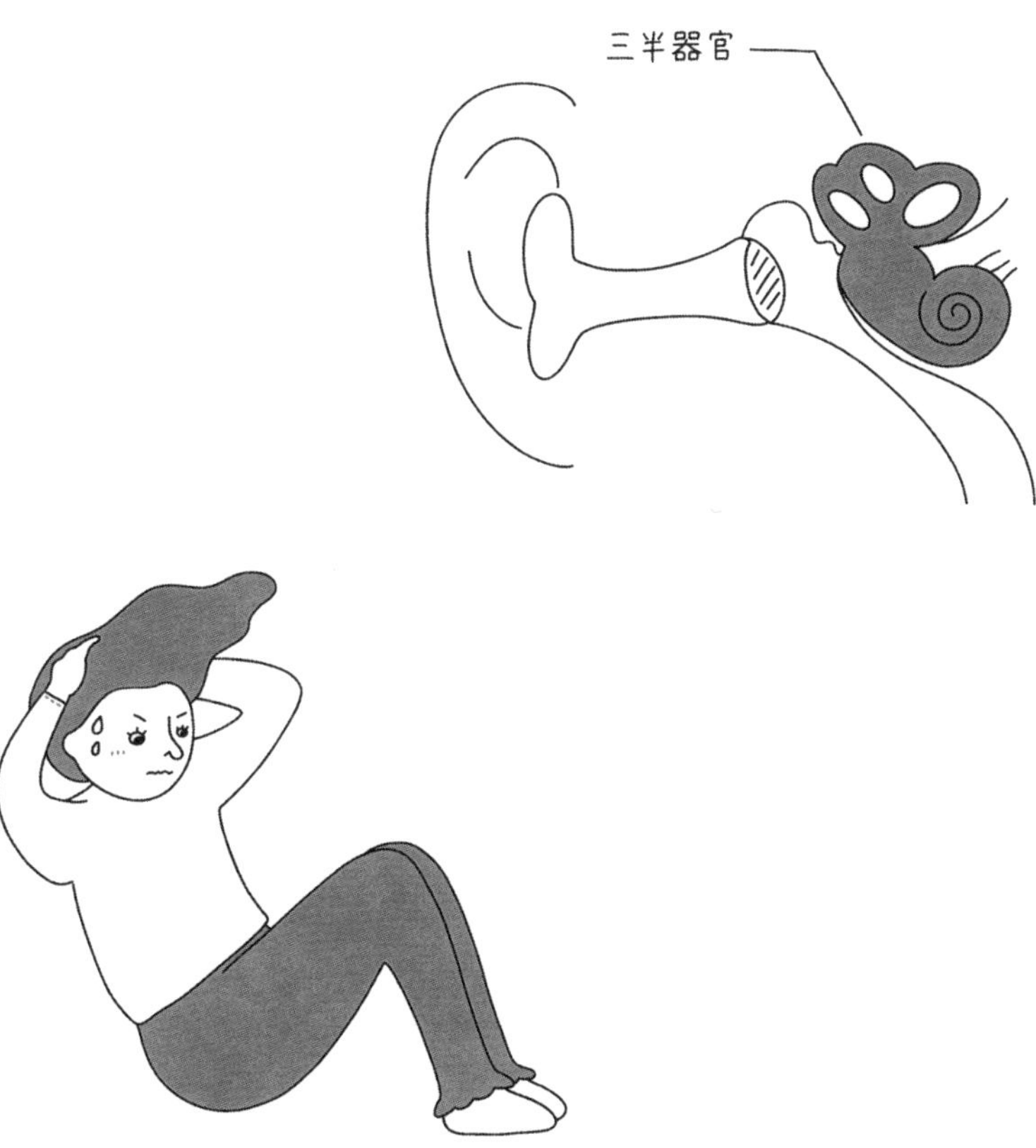

三半規管が整えば、お腹を固めるような腹筋をしなくてもOK!

首の動き改善

脳の働きの活性化

指を一本一本動かし脳から体をリラックス

● 手は神経が集まっている場所
● 脳への刺激には指の運動がいい
● 指の感覚を取り戻すことで、首の動きも改善できる

クルクル回すことで首の動きが改善できる!

1

指を1本ずつ円を描くように動かす

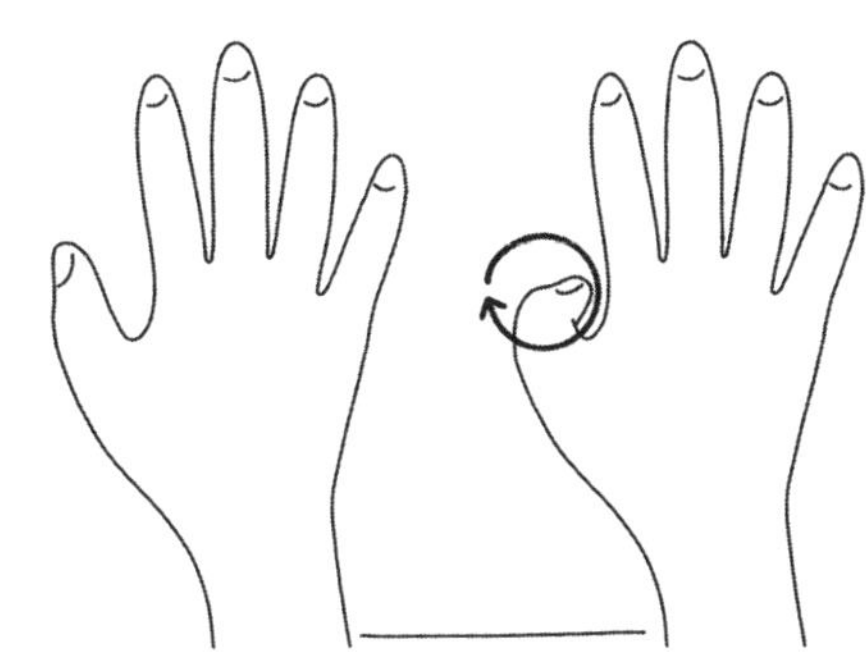

2

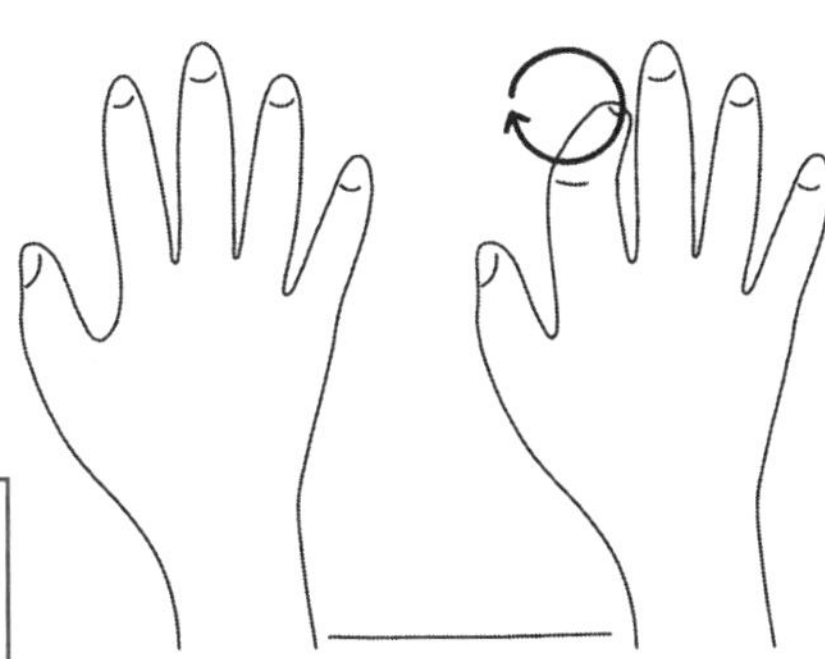

薬指は普段動かすことが少ないので動かしにくいかもしれません。続けることで脳の活性化に!

首こり
めまい・ふらつき
背中こり
三半規管

ゴロンとすれば ほぐれるほぐれる！

- 「転がる」だけで身体機能の向上に
- 床に触れることは、肩や腰、背中、お尻をいっぺんにさすっているのと同じ
- めまいや車酔いの改善にもつながる

子どもの頃は、でんぐり返しをやった記憶がありますが、大人になったら転がるって、一番やらなくなる動作だと思いませんか？

「転がったり寝返りだけで何がどういいの？」って思いますよね。

でも、この**「転がる」という動きに、身体機能を向上させるための、たくさんの要素が含まれています。**

一つ目は、転がることで、背中や肩、腰、お尻までいっぺんに床に触れる。すると、**脳に感覚が入力されてボディマップ（身体地図）が形成されていく**のです。

つまり、肩や腰、背中、お尻すべてをさすっているのと同じで、脳にそれらの場所がちゃんと入力されます。それぞれの場所を脳が把握している。それだけでもたとえばガチガチの背中がほぐれます。

二つ目は頭の位置がかなり動くため、三半規管を鍛えることになります。**三半規管が衰えることで起きる首こりやめまい、車酔いやバランス等の改善につながります。**

子どもの頃のでんぐり返し。まさに子どもは遊びながら三半規管を鍛えているのですね。普段から首こりにお悩みの方、バランスが悪くてふらつきがちな方、背中のガチガチがとれない方、ぜひ、転がったり寝返りをしてみてください。そのときは**眼球も一緒に動かすと、さらに全身がほぐれる**ことになりますね。

転がる前と後の体の柔軟性のチェック（前屈、後屈）

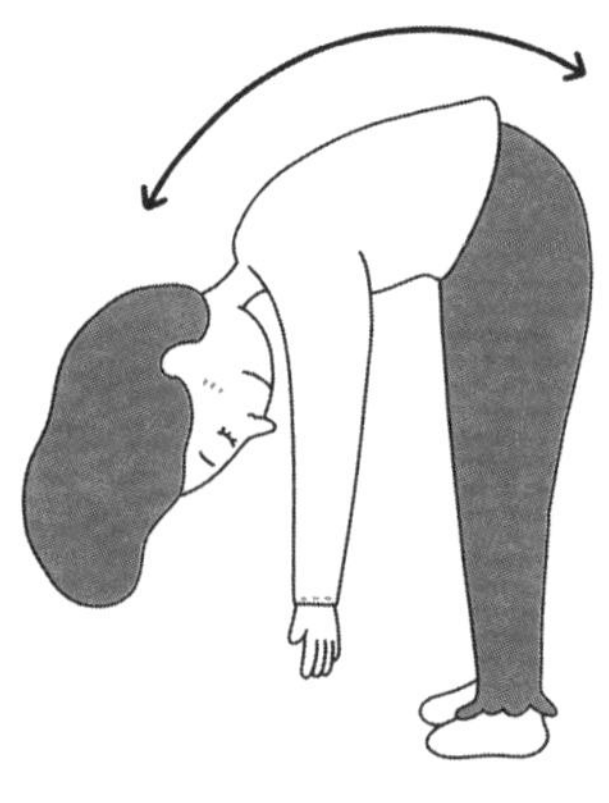

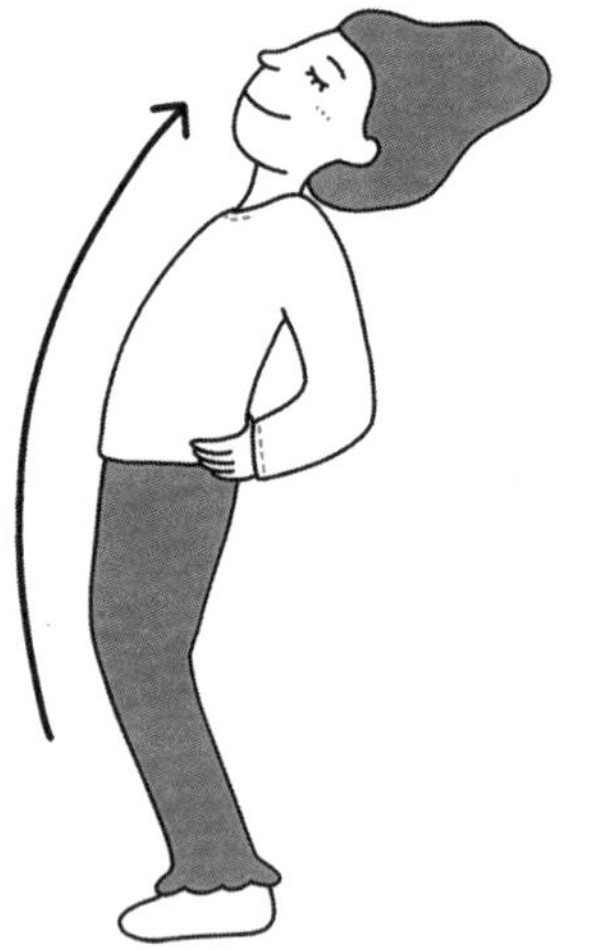

☆どこまで曲がりますか？
☆どこまで伸びますか？
☆違和感はありますか？

まずは、今の状態をチェック

ムリしないゴロンでOK!

1
眼球も一緒に
動かすとさらに
効果がUP
膝を抱えて横に
ゴロンと転がる

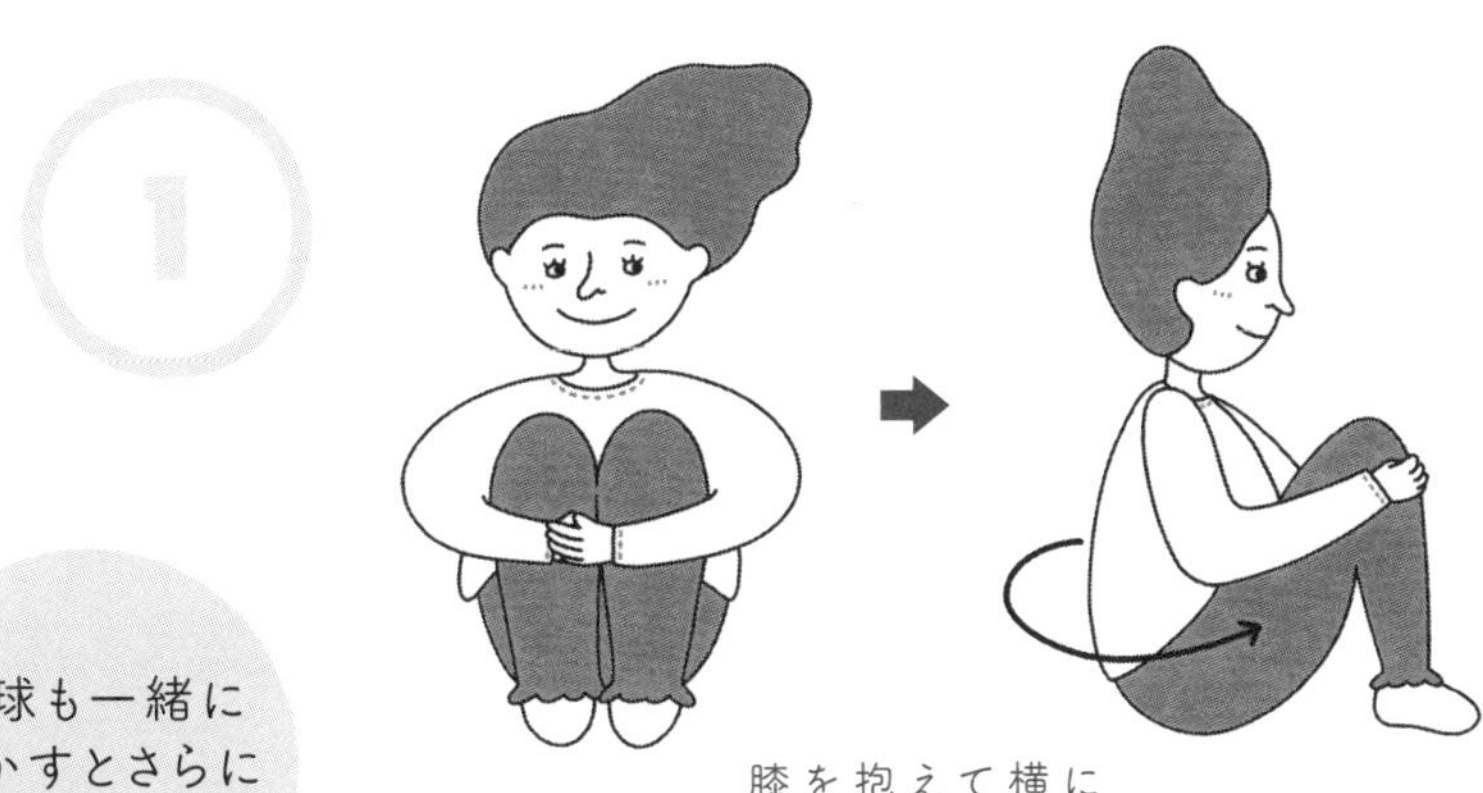

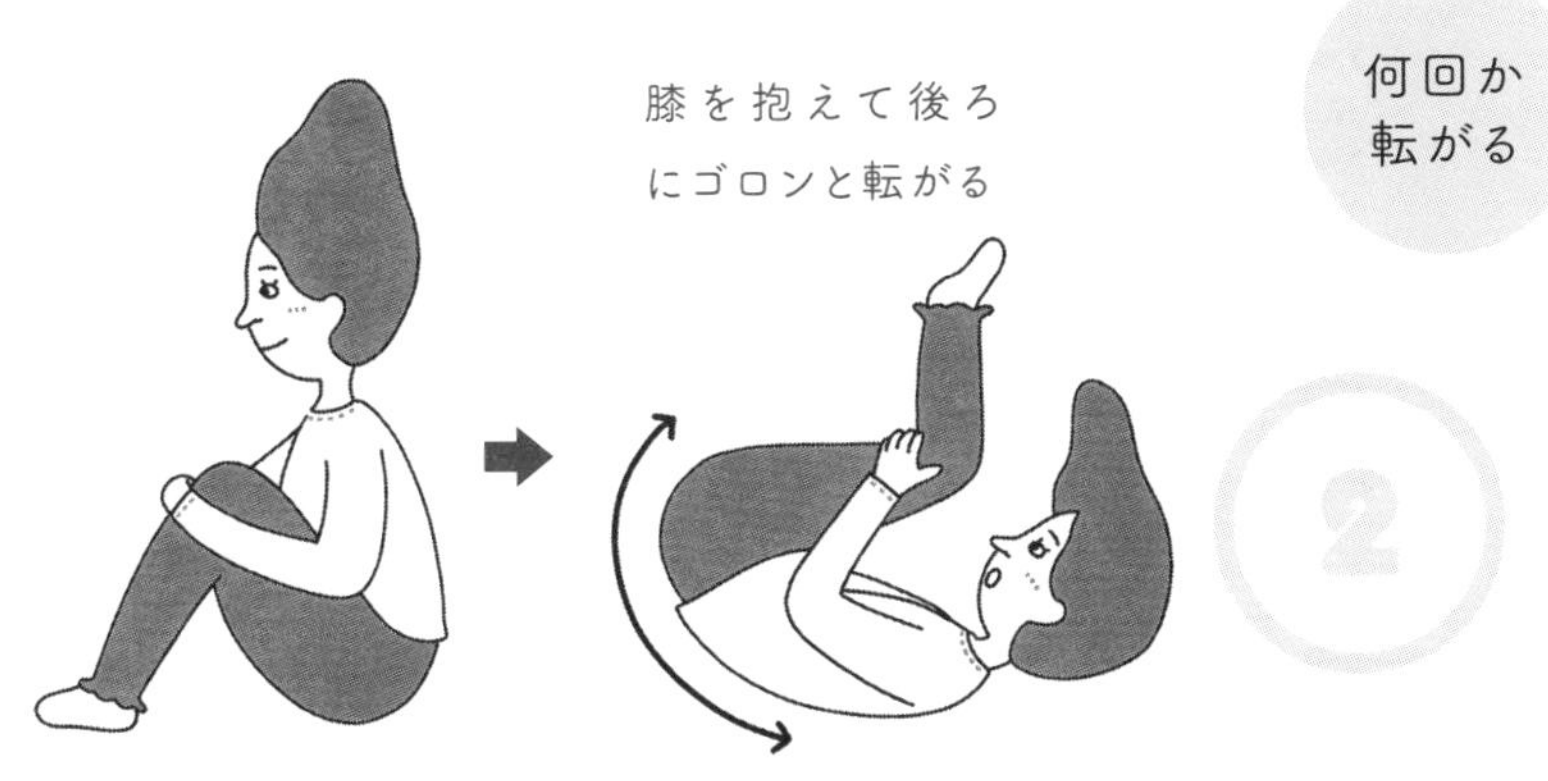

終わった後にもう一度前屈・後屈を行い変化を感じてみましょう。

猫背　ストレートネック　背中こり　歪み　脳の働きの活性化

肩こり

8の字を書いて日常の動きをラクにする①

●手はさまざまな情報を脳に伝えている

●小脳の働きをよくすることで、体全体の動きがスムーズに

●直線的な動きではなく複雑な動きだからよい

手は、脳の働きで占める割合が大きいことはお伝えしましたが、人間は手から多くの情報を得ています。

抹消神経としてつながっている手から、さまざまな情報を脳に伝えています。

また、脳の中でも耳の後ろに小脳がありますが、小脳は運動の脳といわれていて運動のコントロールや動きのエラーを修正させたりする脳です。

それだけに**小脳の働きが悪くなると、猫背、ストレートネック、前肩と歪みが出てきます。**

そこで、まずは小脳の働きをよくする方法の一つとして、カンタンな方法があります。

それは手を動かすことです。

しかも**直線的な動きではなく複雑な動きが効果的。**

たとえば複雑な動きの例として、8の字の動きは脳の活性化につながります。

そのうえで、手の動きに正解、不正解はありません。

普段、日常ではしないような曲線的な動きを手首や肩関節を使って動かしてみてくださいね。

8の字体操（手首）

50、60代の女性に多いのが手や腕の不調です。
実は手首の硬さが、体にいろいろな影響をもたらしています。

指と同様に手首も柔軟に動かせるようになることで、手や腕でだけでなく体全体の動きがよくなる効果が期待できます。

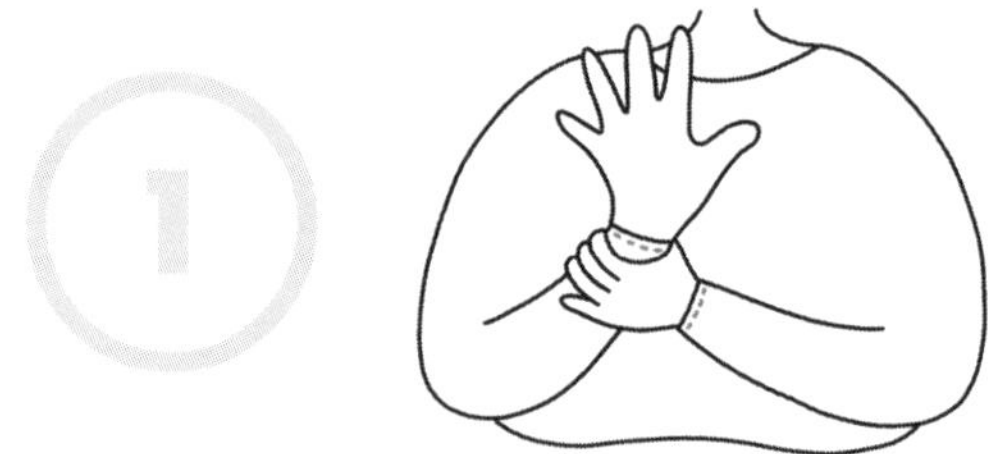

手のひらを正面に向けて小指側へ回します

手や腕だけでなく体全体の動きが改善

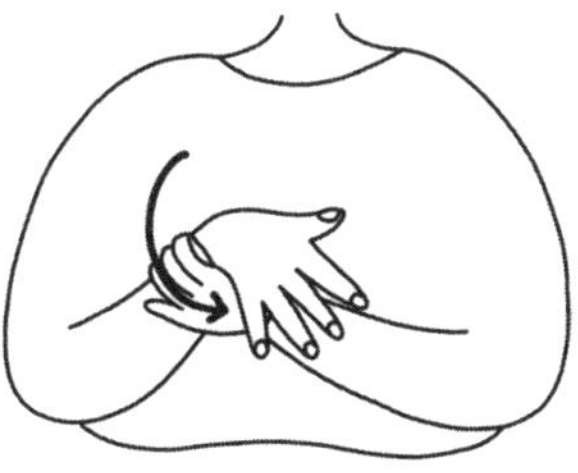

手のひらを手首から上へ返します

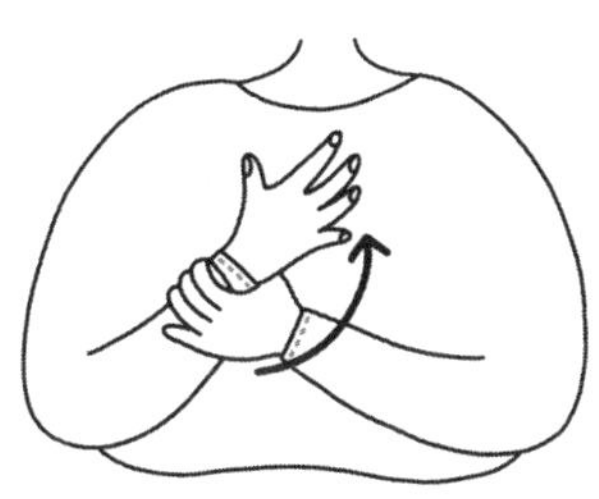
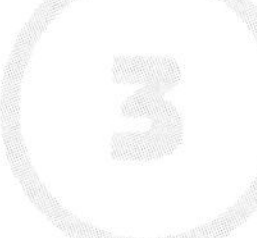

手のひらを小指側から回します

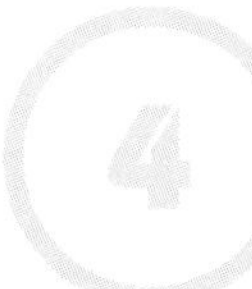
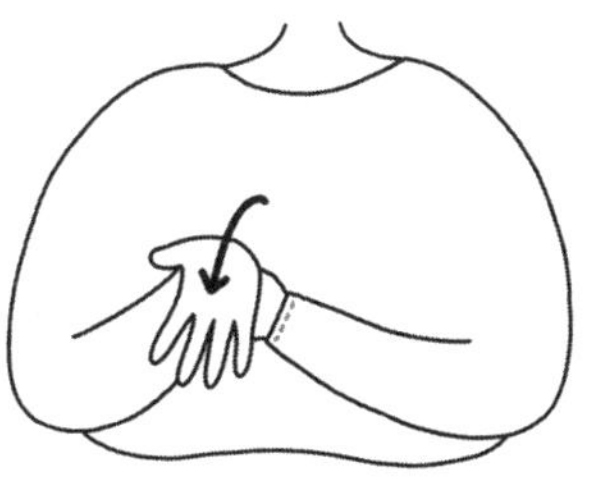

手のひらを手首から上へ返します

この動きを連続で繰り返すと8の字の軌道になります。ゆっくりと大きく動かして指の運動も合わせて行うとより、効果的！

肩甲骨　肩こり　脳の働きの活性化

8の字を書いて日常の動きをラクにする②

- 肩、肩甲骨周りをほぐして、肩関節のインナーマッスルを目覚めさせる
- 肩関節の安定性が高まる
- 肩関節を刺激することで、肩トラブル回避にも

肩周りを構成するインナーマッスルは「ローテーターカフ」と呼ばれます。

ちょっと聞きなれない言葉だと思いますが、**肩関節のさまざまな動きをサポートし、肩関節の安定性を高めるうえでとても大事な場所**です。

ローテーターカフが十分に働いてくれるおかげで、野球などのスポーツで三角筋や僧帽筋などのアウターマッスルを思いっきり動かすときにも、肩から腕が抜けることがないのです。

ローテーターカフを意識して動かすことで、肩トラブル回避にもつながります。

8の字体操（両腕）

両腕を伸ばしたままの状態で8の字を描きます。

このとき、肩が上がってしまわないように。組む手を入れ替えて逆回転もそれぞれ10回ずつ。

なるべく大きく8の字を描くことで、肩甲骨の動きがよくなり肩こりに効果的です。

これも8の字なので、脳にもいいアプローチですね！

また、肩こり以外に背中の筋肉の広背筋にも！ 広背筋は腕の内側にもくっついているので両腕もしっかり動かしていきましょう！


最初は腕ばかりが疲れる感じがしますが、回数を重ねていくと、じんわり背中もほぐれていきます。

そして、なんと両腕を動かしていることで、体が小刻みに揺れ、結果的に股関節もほぐれてきます。

肩こりスッキリ！

1

右の手のひらを前方に向けて、左の手のひらを右手の甲へ添えて指を入れて組みます

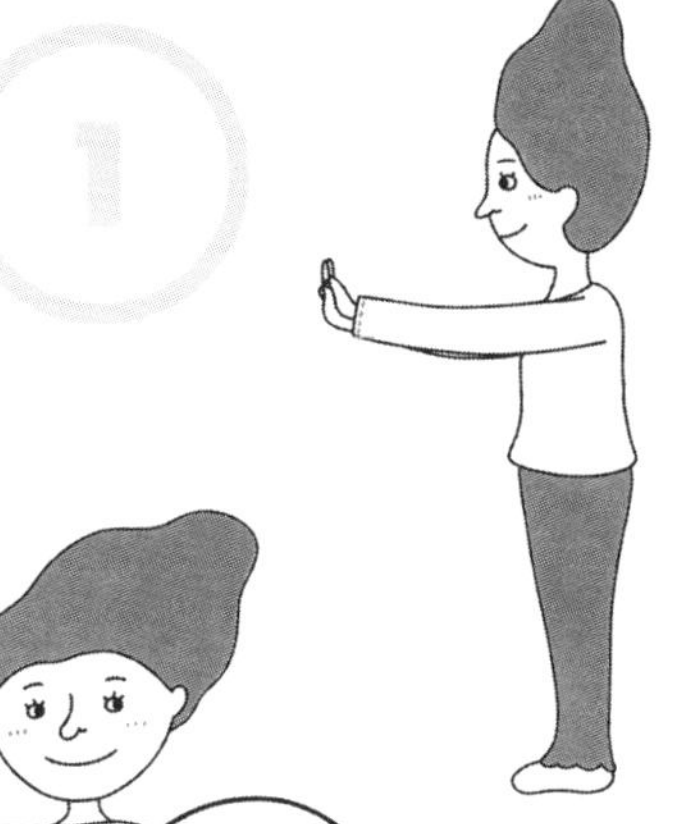

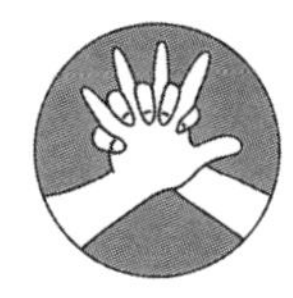

2

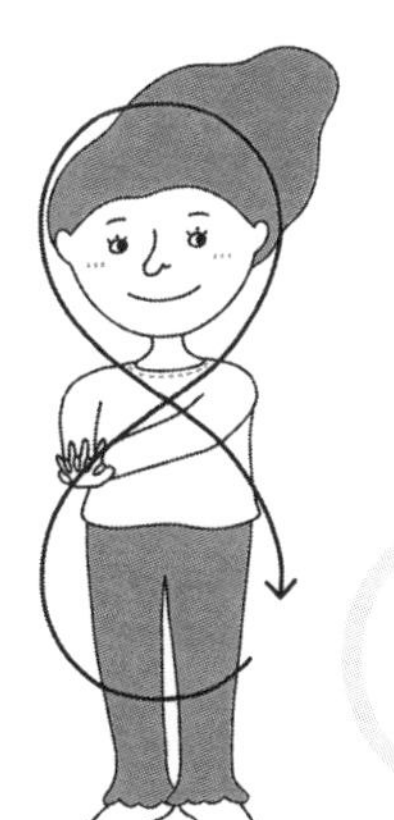

3

上下で行う

両腕を伸ばしたままの状態で8の字を描きます。このとき、肩が上がらないように注意。左回り、右回りそれぞれ3回～5回ずつ繰り返して、手を組み替えて、同じように繰り返して行ってください

回数を重ねていくうちにじんわりとほぐれてくる

part

2

Adult women's encyclopedia

肋骨を動かせると呼吸の力がアップして全身がラクになる

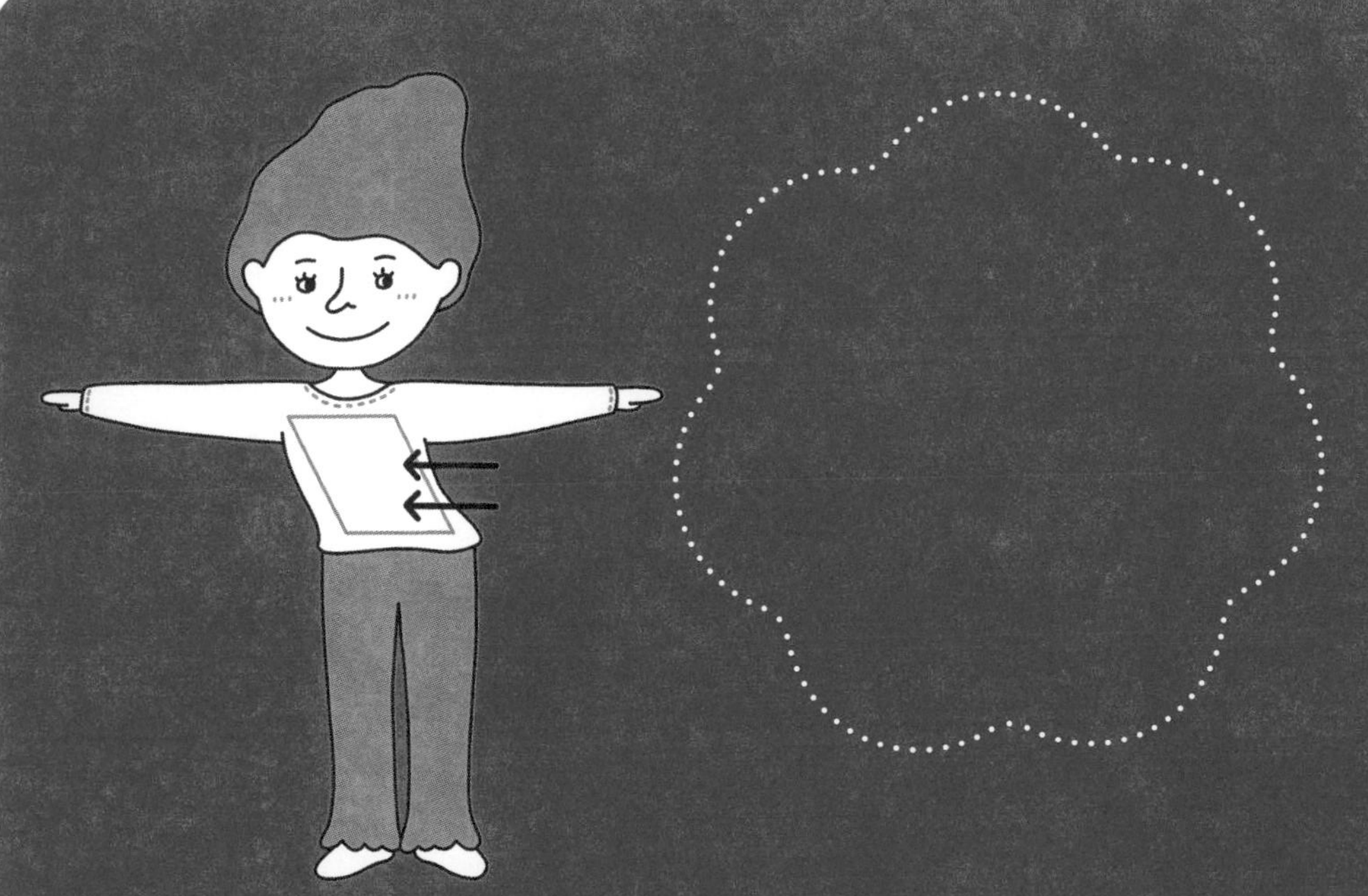

体にとって深い呼吸は大切なのはわかるけれど、
正しい呼吸は何なのか、実はよくわからないという人もいるのでは

正しい呼吸のポイント
それは「骨」にあり

といってもボキボキと鳴らすものではないのでご安心を！
自然と自律神経が整ってしまう体の使い方をお伝えしましょう

呼吸　自律神経　リラックス　睡眠の質が向上（入眠効果）

背中で呼吸ができると体の「力み」が抜ける

●深い呼吸ができれば不要な緊張がなくなり体の「力み」が抜ける

●背骨周りをゆるめることが深い呼吸につながる

●背中に空気を入れるイメージで

体のためには深い呼吸が大事というのはわかっているけれど、どう大事なのか、正しい呼吸とはどんな呼吸なのか、実はわからない人も多いのではないでしょうか？

私も体のことを学ぶ前は全然知らなくて、それどころか呼吸のことなんて意識したこともなかったくらいです。


深い呼吸をすると何がいいのか――。

そのメリットはたくさんあるのですが、なんといっても気分が落ち着いてくるという経験はありませんか？

これは、**自律神経のバランスが整い不要な緊張がなくなり、体の「力み」が抜けるからです。**

つまり副交感神経が優位になるからですね。

自律神経はまさに背骨の周りに通っているので、背中の筋肉が固まっていると自律神経もうまく働きません。深い呼吸をするためには背骨の周りをゆるませることが大事です。そして**背中をゆるませると「背中に空気を入れる」ようなイメージ、背中で呼吸ができるようになり、睡眠の質の向上にもつながります。**

ここからは硬くなった背中をほぐし、リラックスできる呼吸法をお伝えします。

まずは、
今の状態を
チェック

仰向け、または座って いつも通りに呼吸する

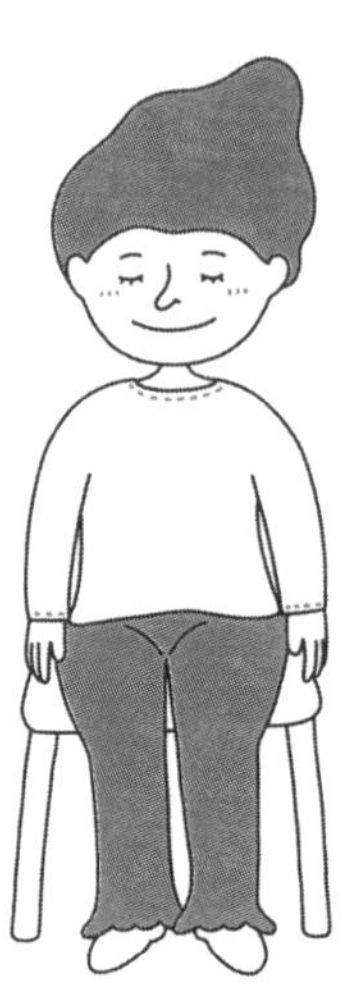

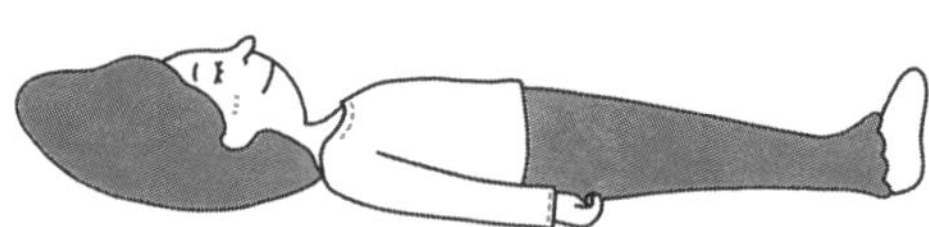

- 息を吸うとき、肩が上がっていませんか？
- 呼吸がしづらくありませんか？

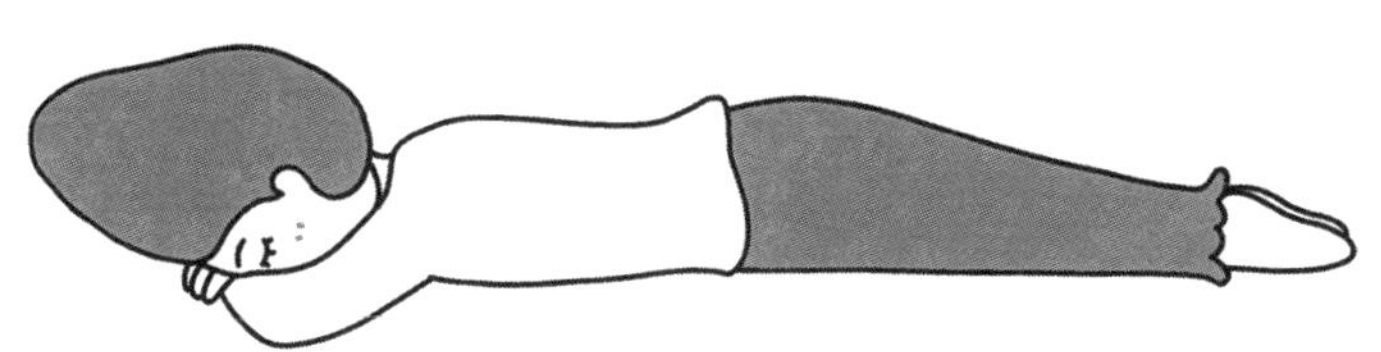

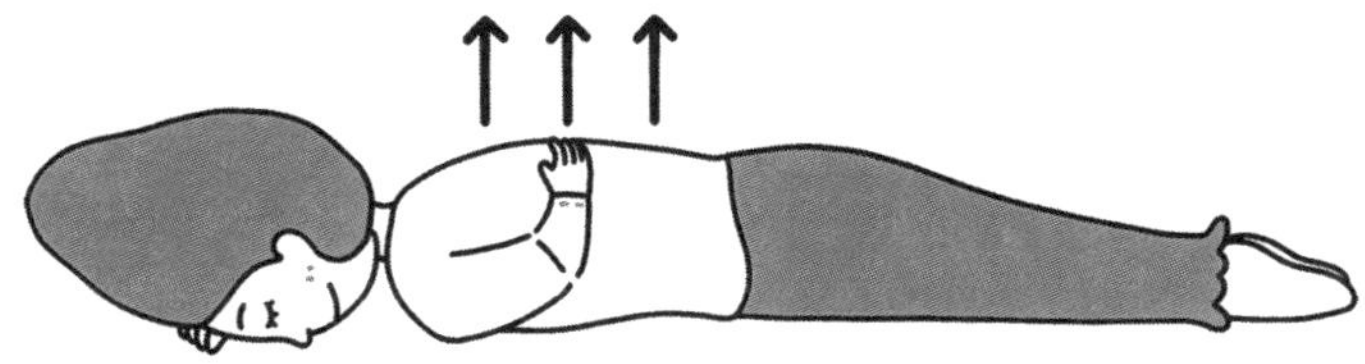

背中や腰回りが
膨らむのを
手で感じてみて
ください

うつぶせで呼吸することによって背中に空気をためるような意識をします。

最初は難しく感じるかもしれせんが、ある程度、ゆっくり時間をかけることで背面側の呼吸の感覚がつかめるようになります。

呼吸　猫背

肋骨が動くと呼吸が変わり姿勢も変わる

●肋骨は意識しないと硬くなりがち
●肋骨は息を吸うと上がり、吐くと下がる
●肺は自分で膨らんだり縮んだりできない

ところで、人間は一日何回呼吸をしていると思いますか？
答えは個人差はありますが、約2万～2万5千回です。
その2万回以上にも及ぶ呼吸において、重要になってくるのが肋骨の可動域です。
「え？　肋骨って動くの？」って思った方もいるのではないでしょうか？

ここでちょっと肋骨（あばら骨）の辺りに手を当てて呼吸をしてみてくださいね。
肋骨は息を吸うと上がり、吐くと下がります。

もう少しくわしく書くと、**息を吸ったときには肋骨が前後左右に広がり、息を吐いたときには肋骨が中央にしっかり閉じることができていれば、深い呼吸がきちんとできている証拠**なのですが、いかがでしょうか？

肋骨はちゃんと動きましたか？
肋骨は前側が胸骨と、後ろ側が背骨とつながっています。胸の前側から肋骨を持ち上げると、かご状の胸郭全体が引き上がります。

つまり肋骨の動きに連動して背骨が伸び、胸郭が引き上がるようになると自然に猫背が改善されます。

なお、呼吸は肺で行われますが、**肺は自分で膨らんだり縮んだりすることができず、横隔膜の上下運動と肋骨の前後左右に広がる動きで膨らんだり縮んだりします。**

肋骨が硬くなると、肺も膨らみにくくなって呼吸も浅くなってしまいます。

ここからは、硬くなりがちな肋骨と、肋骨周りをスムーズに動かせるようになる体操をお伝えします。

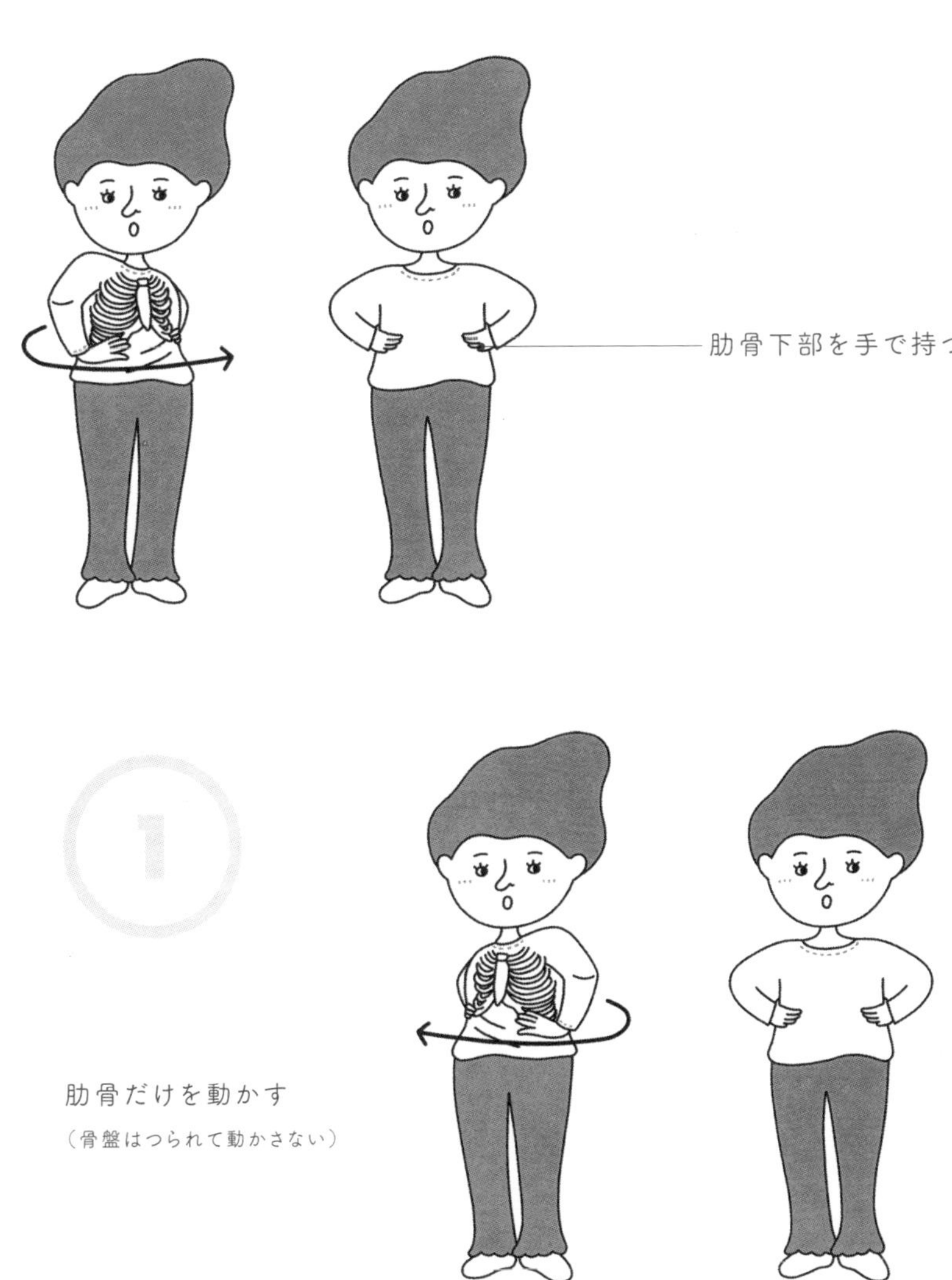

肋骨だけを動かす

（骨盤はつられて動かさない）

2

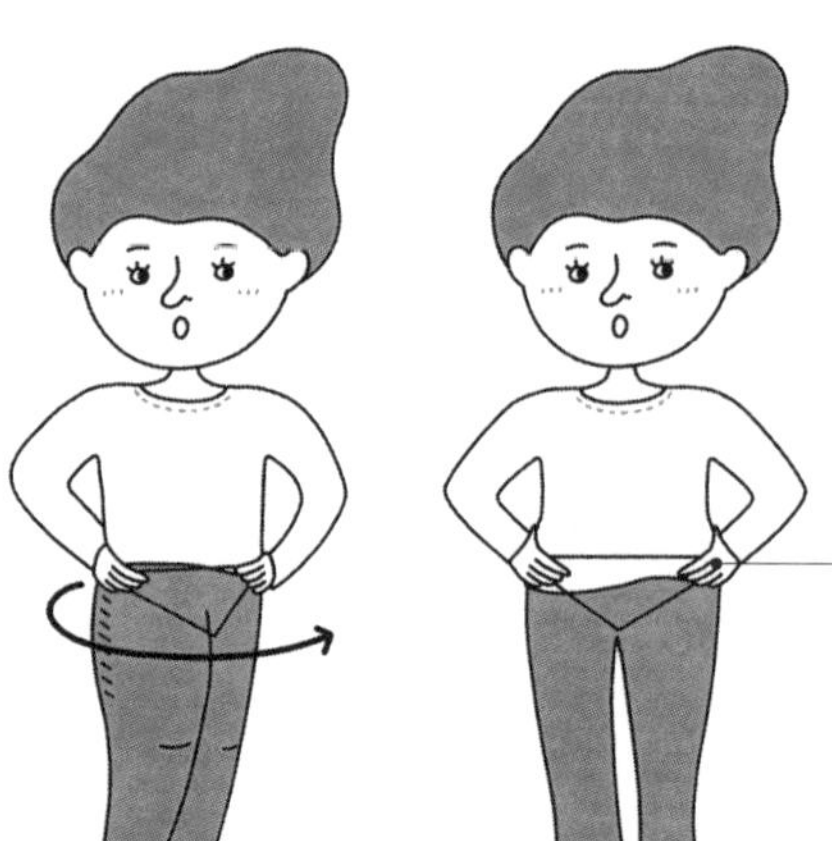

骨盤のグリグリを
前後に動かす

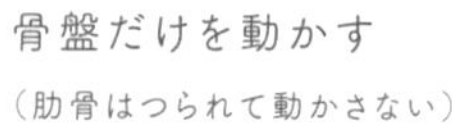

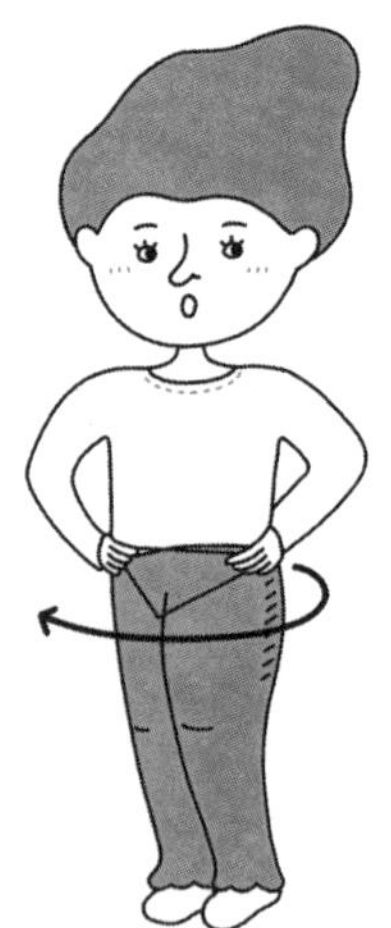

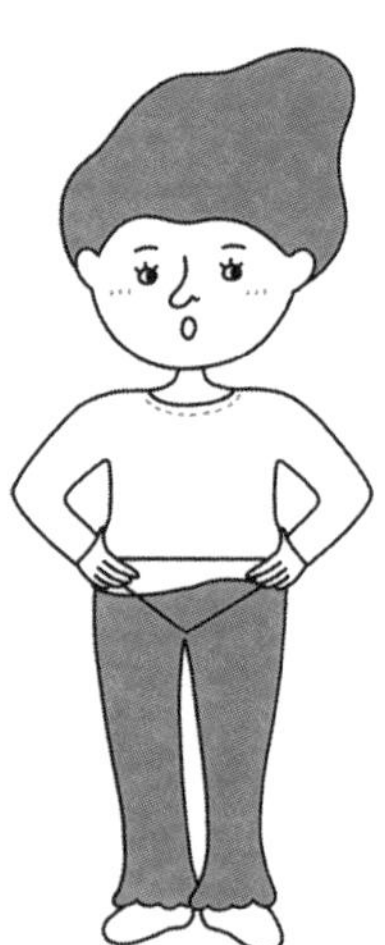

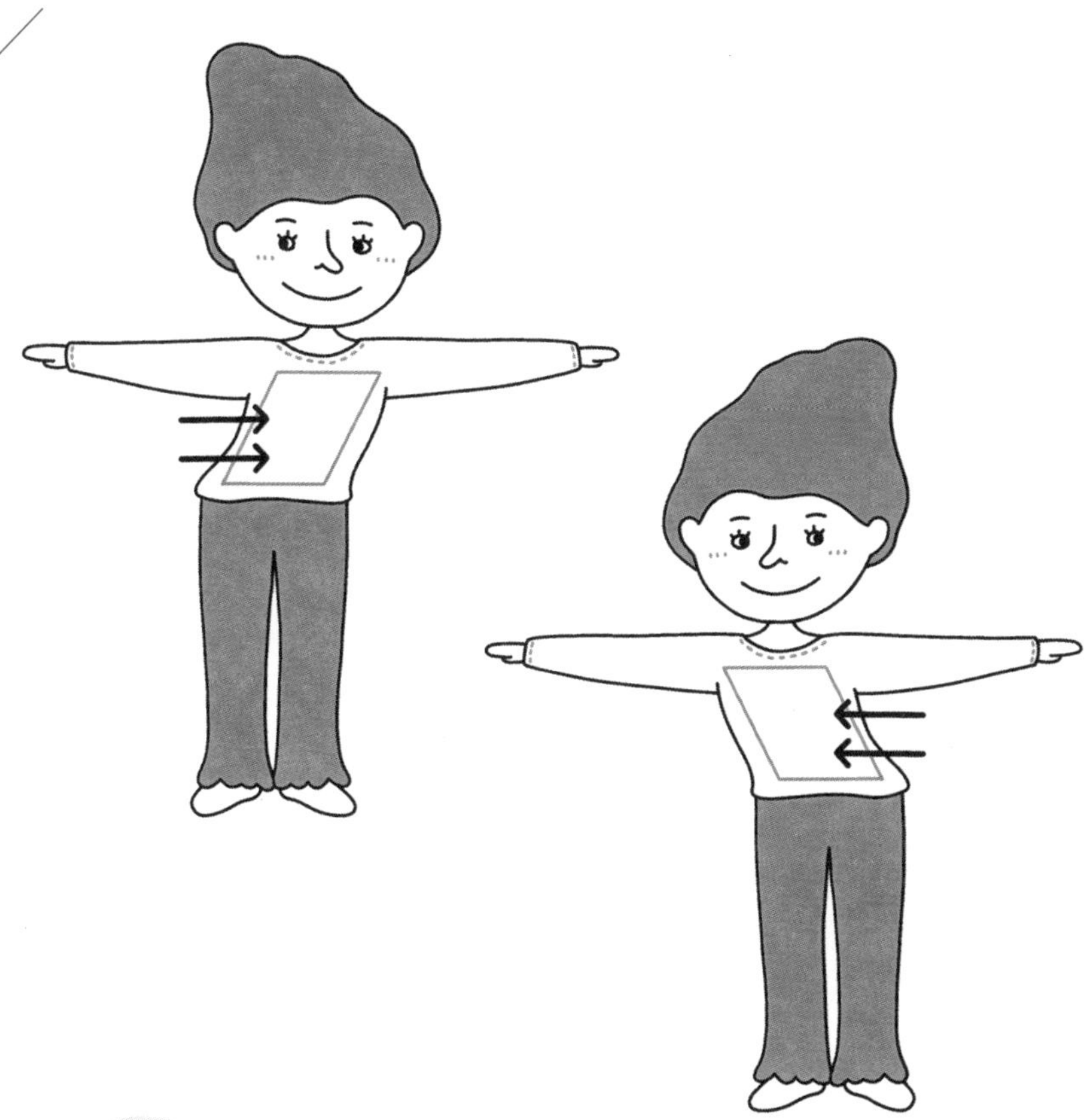

3

両腕を水平に広げて頭は垂直（指先から反対側の指先まで水平に保つ）にして体幹を菱形にするように動かす

慣れないとやりにくい動きですが、肋骨を動かせるようになると呼吸が変わり、姿勢も変わります。

横隔膜を柔らかくするだけで自律神経も整う

- 横隔膜の動きが悪くなると呼吸が浅くなる
- 横隔膜には自律神経が密集している
- 上手に息を吐くことができれば、リラックスできるように前項では肋骨の動きが呼吸に影響するお話をしましたが、呼吸において一番大切なのは横隔膜です。さて、横隔膜が体のどこにあるのかご存知ですか？　横隔膜は肺の下にあるドーム状の薄い筋肉です。動きとしては**息を吸うと横隔膜が収縮してドーム状の屋根は下がり、息を吐くと横隔膜は弛緩して持ち上がります。**

この動きが正常に行われていると正しい呼吸を行うことができます。ただし、横隔膜の動きが悪くなると呼吸も浅くなってしまうのです。横隔膜の動きが悪くなる原因として考えられるのは、常に体が力んで緊張状態だったりストレスだったり、姿勢が悪く猫背だったりすることです。

また、肋骨が硬くなって開いてしまっていることも、原因として考えられます。横隔膜が硬くなると、他の筋肉と同じで伸び縮みしにくくなり硬くなります。

そして、実は横隔膜には自律神経が密集していて、横隔膜を動かすことで**副交感神経のスイッチが入るのです。吐く息を意識的にゆっくりすればするほど横隔膜が伸びて柔らかくなって、同時に自律神経も整うわけですね。**

今はなにかとストレス社会で交感神経が優位になりがちです。

普段から、横隔膜と、息を吐くことに意識して呼吸ができるようになると、それだけで体が整う効果が期待できますね。

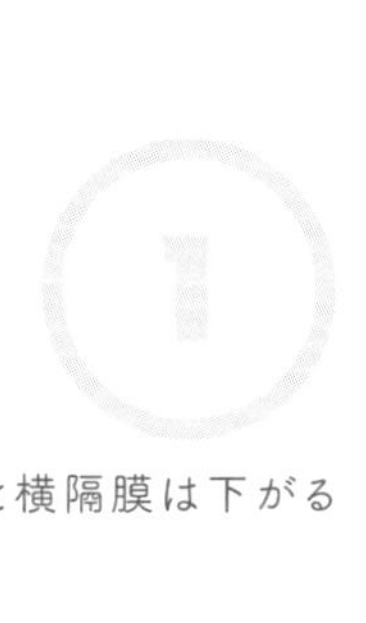

息を吸うと横隔膜は下がる

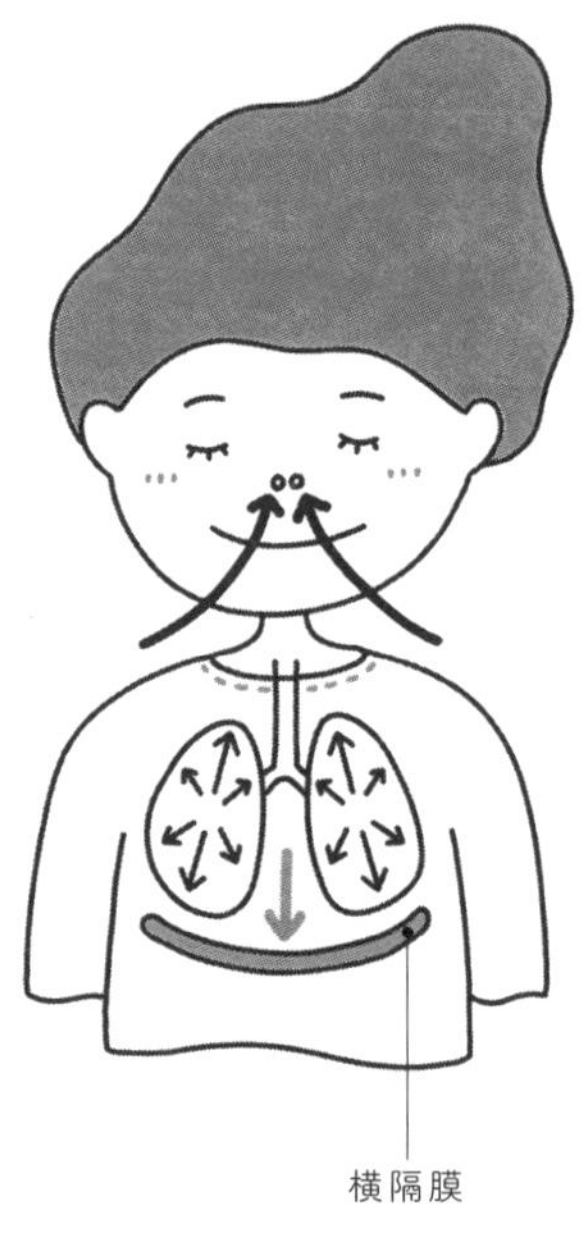

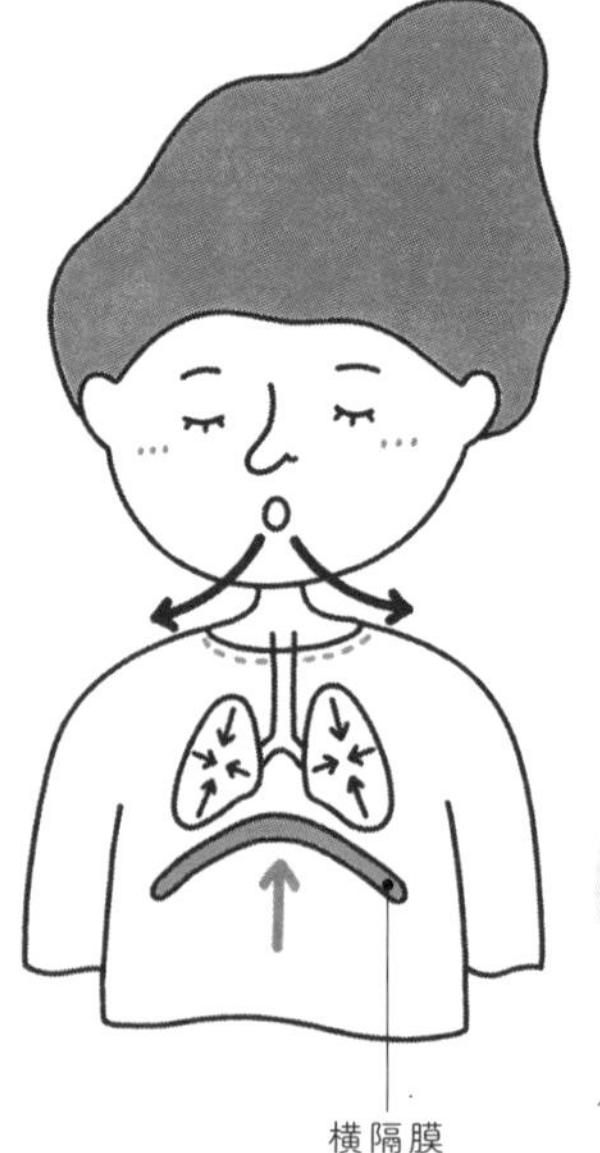

息を吐くと横隔膜は上がる

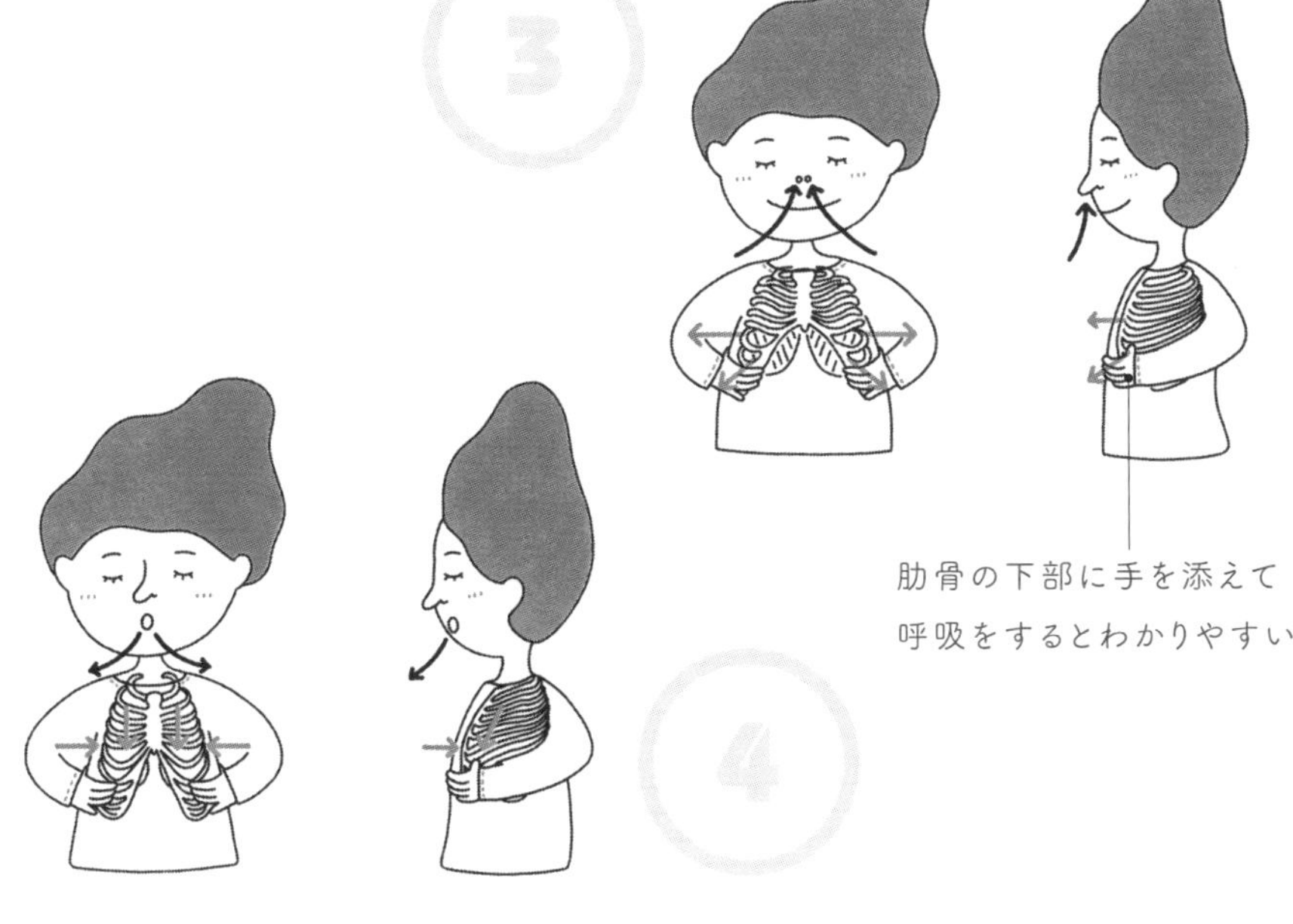

肋骨の下部に手を添えて
呼吸をするとわかりやすい

「横隔膜を柔らかくするってどうやって？」て思いますよね？
横隔膜も筋肉です。体の他の筋肉と同じで動かないと硬くなります。
ちなみに横隔膜の呼吸時の動きは、
息を吸う（吸気）…横隔膜は下がります。筋肉は収縮。
息を吐く（呼気）…横隔膜は上がります。筋肉は弛緩（しかん）。

まずは頭の中に、横隔膜が上下に動くイメージをしながら呼吸をします。
肋骨の下部に手を当てて、息を吸ったときには肋骨が前後左右に広がり、息を吐いたときには、肋骨を下げて中央にしっかり閉じることができていれば、横隔膜が上下に動き柔らかくなっていきます。

column

科学的に証明された体芯力体操

世の中にはたくさんの運動メソッドで溢れていますが、そこに科学的根拠のあるトレーニングは多くはないのではないでしょうか？

体芯力体操は科学的に根拠のあるトレーニングです。

日本陸上競技連盟科学委員長を務めた東京大学名誉教授である小林寛道先生の研究により、体芯（大腰筋）の活性化によって「動作」や「身体機能」としての効果が実証されています。

少し具体的にお話しすると、この実験は小林先生の考案した認知動作型トレーニングマシンを活用したプログラムを行って効果を検証したものです（『若返りウォーキング』小林寛道 著　宝島社）。

被験者…40代～80代の男女141名
トレーニングの頻度・期間…週2回×3か月間

このマシンは大腰筋が鍛えられるもので、そのトレーニングにより、膝を伸ばす筋力は約35パーセント、腿を持ち上げる筋力は約40パーセント、さらに、歩行速度、歩幅、持久力いずれも向上したことを小林先生は数値で明らかにされています。

つまりこのことからも、**体芯力体操は筋力の向上により短期間での身体能力の向上が期待できる運動だと、科学的に証明されています**

また、身体能力の向上だけでなく、体芯力体操の動作内容は脳を活性化させるということも、小林先生が行った実験により科学的に証明されています。

たとえば、普通に歩いたときの脳の活動状態と、体芯を動かしたときの脳の状態とでは、明らかに後者のほうが脳の酸素量が増えて、血流が増えていることが確かめられています。

一般的に運動は脳によいといわれていますが、やみくもに運動することではなくて、どこを動かすかということが一番大事なのです。

part

3

Adult women's encyclopedia

体をひねって筋肉を柔らかくできれば動きやすい体に

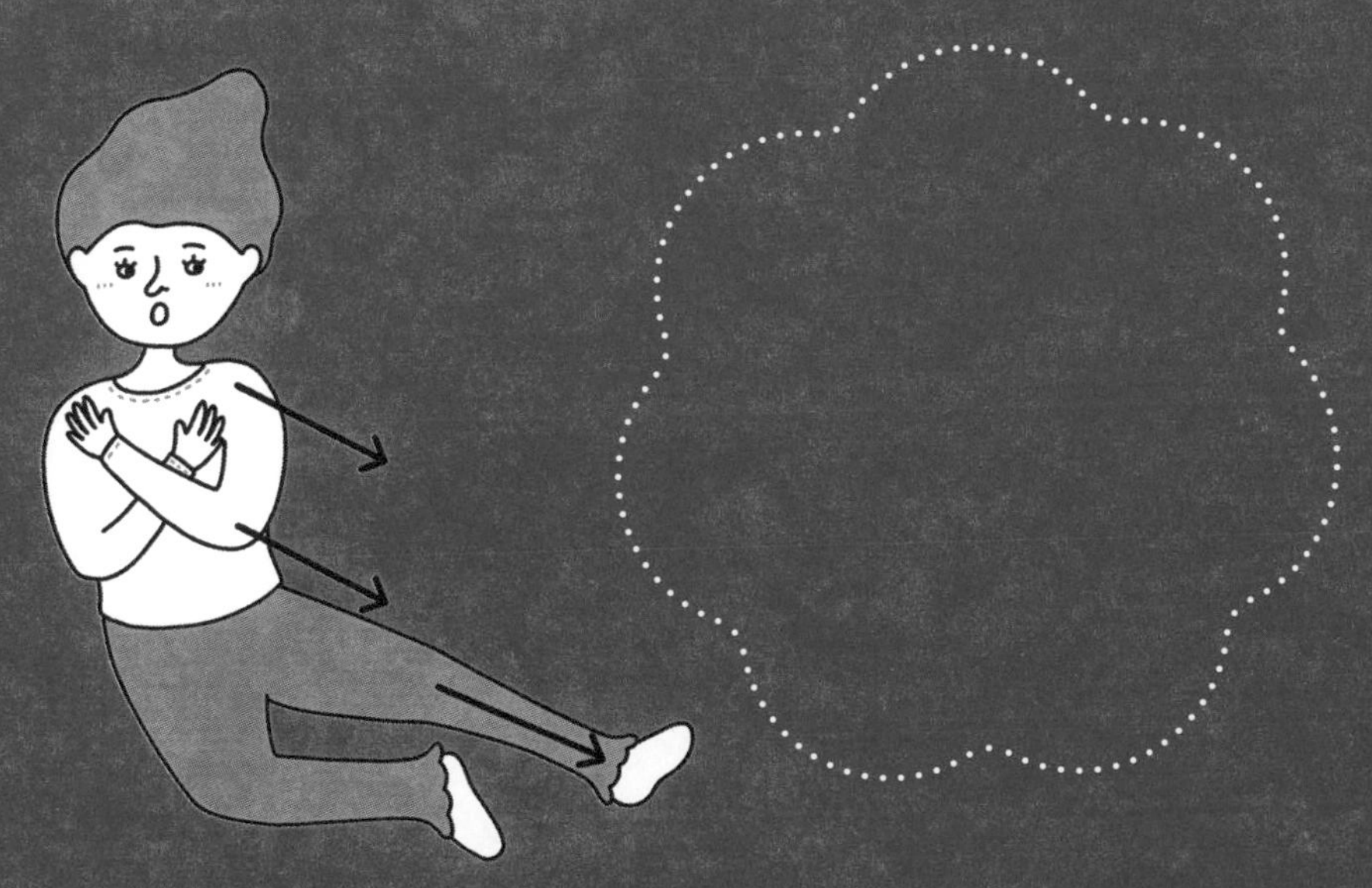

普段の生活では体をひねることはそれほどありませんよね
ひねることは、体にたくさんのよいことをもたらします
そして行っているうちに、動きやすい体になるだけでなく
心もスッキリしてきます
ぜひ、その気持ちよさを体感してください

疲労　倦怠感　自律神経　腰痛

背骨を柔らかくしたら「疲れ」「腰痛」知らず！

●椎骨（ついこつ）は体の動きやバランスを支える重要な骨格

●背骨は歩くときの衝撃を吸収する役割を持っている

●背骨が固いと自律神経が乱れ呼吸も浅くなりがちに

ご存知の通り、人間は脊椎動物です。

背骨は一本の硬い骨ではなく、椎骨(ついこつ)という小さい骨が集まって構成され、椎骨一つひとつの動きが連動してさまざまな動きができるようになり、体の動きやバランスを支える大切な骨格です。

ところでそもそも背骨の役割とは何でしょう?

それは、

- **体を支える**
- **体を動かす**
- **神経の保護**

この三つが背骨の大切な役割です。

背骨は前から見ると真っすぐに見えますが、横から見るとゆるやかにカーブしてますよね。

このカーブが、実はとても大切で、立っているときや座っているときに、上体の重さを支えたり、前後左右に上体を曲げたり伸ばしたりといった動作を可能にしています。

それから、**歩くときに生じる上下運動の衝撃を吸収し、脳にその衝撃を与えないようにする働きも持っています。**

つまり、三つの背骨の役割以外にもう一つ、「体への衝撃を吸収する」という働きがあります。

でもこの働きは、背骨の柔軟性がないとうまく機能しません。

また、背骨が硬いと自律神経が乱れて呼吸も浅くなってしまいます。

前にもお伝えしたように、呼吸が浅くなると、**交感神経が優位になって体が緊張状態になるため、疲れやすくなり腰にも負担がかかりやすくなります。**

背中や腰は脳にとっては最も認識しづらい場所であるだけに、脳内のボディマップ（身体地図）が不鮮明になって硬くなりがちです。

足りていない刺激を補う意味で、背中を柔らかくしていくことが、最も簡単で効果的。それには体をひねることが有効です。

そこでこういった柔軟性を定着させるためにも、背骨の動きをよくするための運動をこれからご紹介していきましょう。

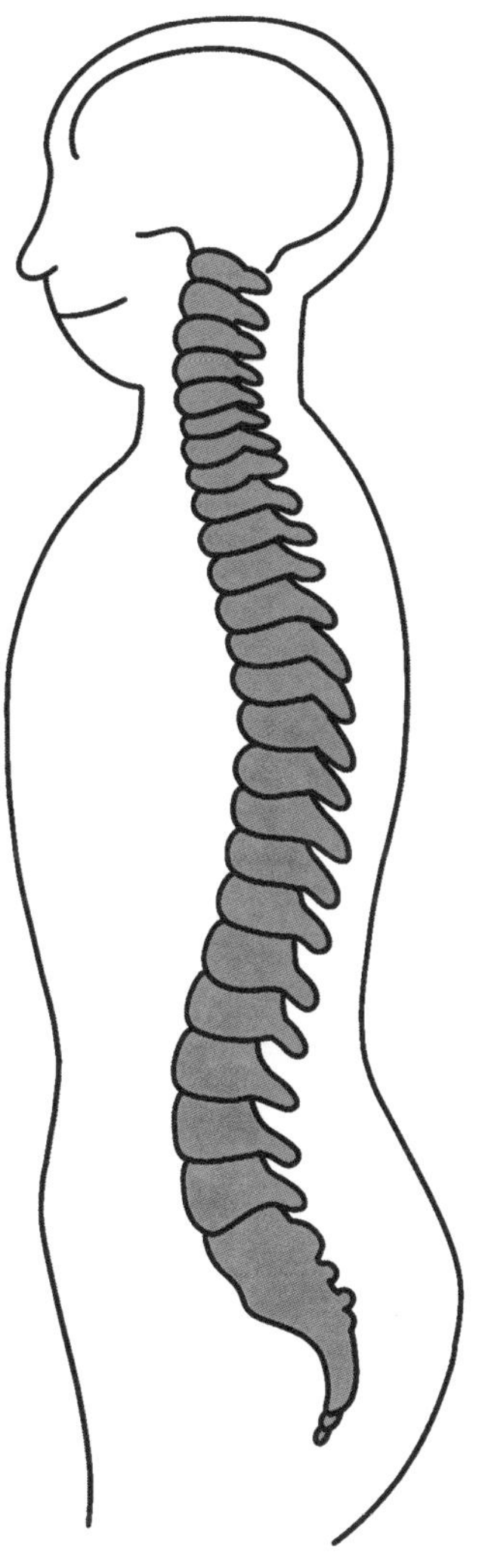

背骨は、
①体を支える
②体を動かす
③神経の保護
以外に、
「体への衝撃を吸収する」
働きがある

ひねり運動①
（仰向けから脚だけを使ってひねる）

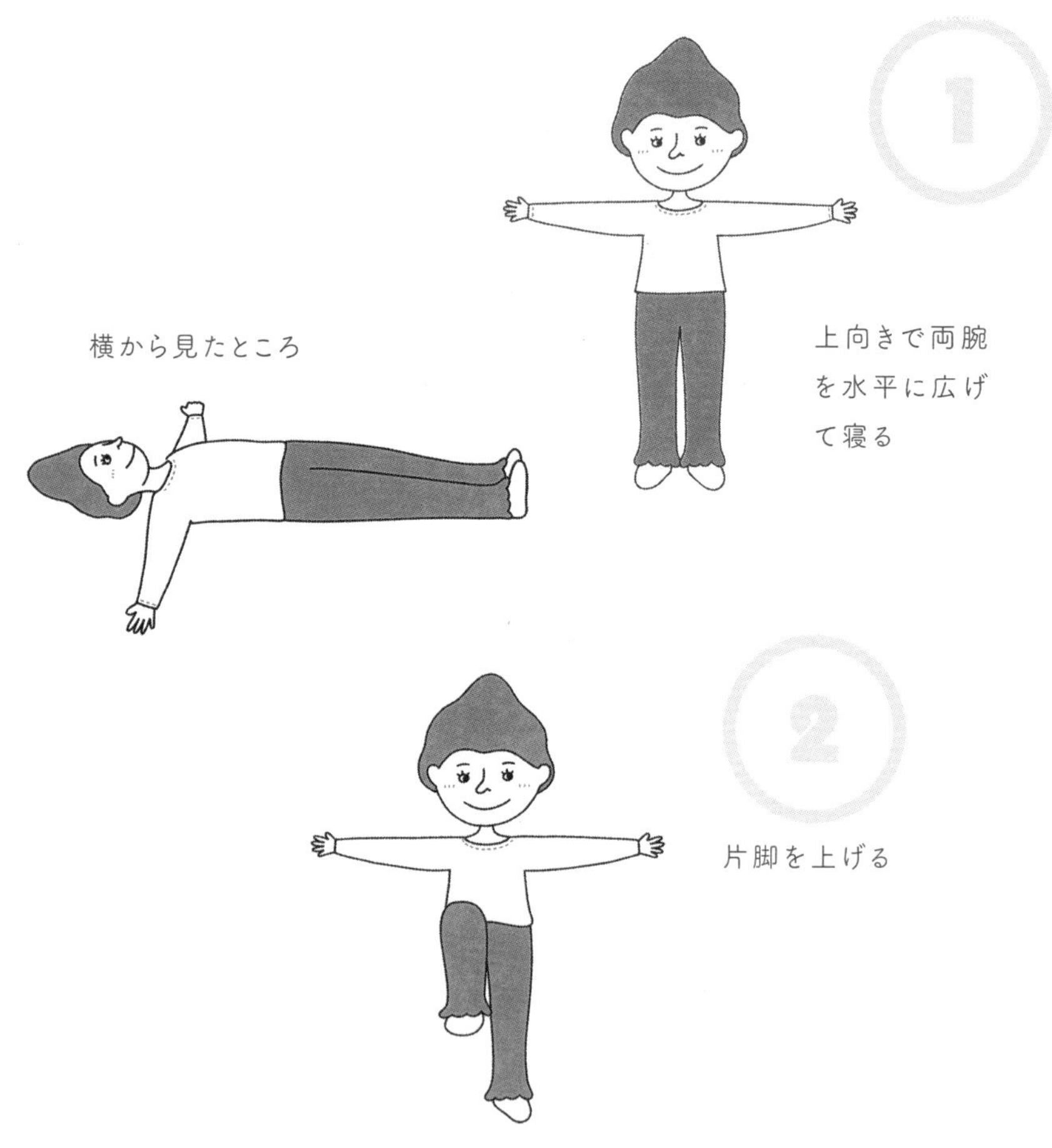

背中を柔らかくして腰痛知らずに

みぞおちから膝腰をひねり臀部側部に伸びを感じられるところまでひねる
3
みぞおち
4
下半身の動きに釣られるように上半身が遅れて回転を始める
5
うつ伏せになる。両腕はバンザイの状態に

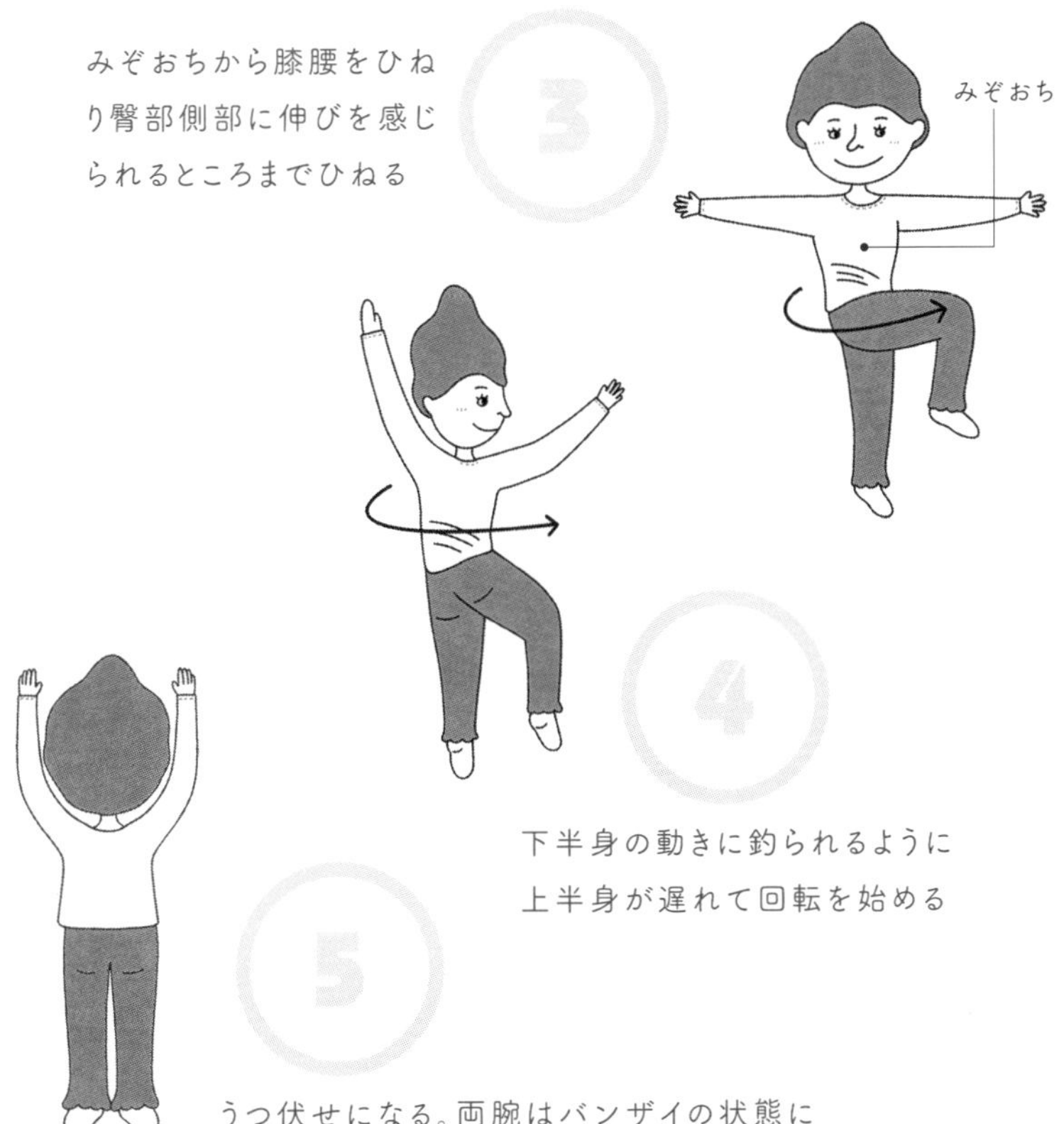

できる限り上半身の動きに意識が介入しないようにする。
脊椎を一つずつ動かす意識を大切に。極力、勢いをつけずゆっくりと脊椎を意識しながら。

体側伸ばしをする前と後で両手の上がり方の違いを感じてみてください

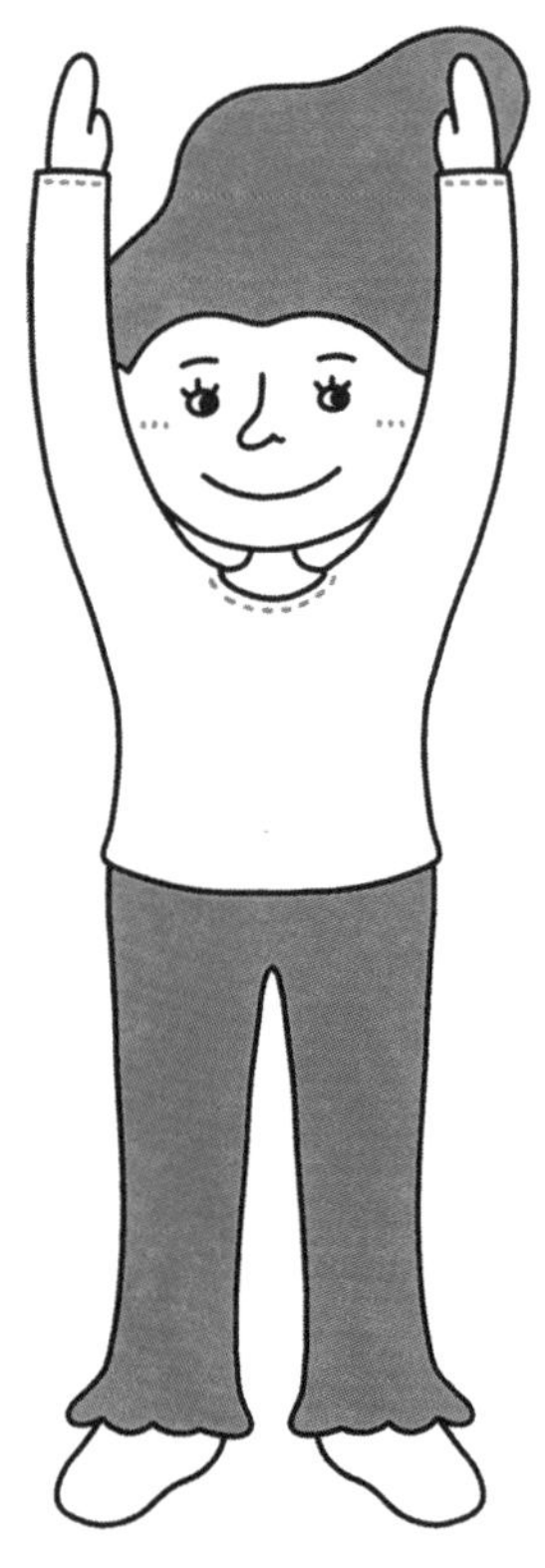

✿スムーズに手が上げられますか？
✿どこまで上げられますか？
✿可動域を感じてください

まずは、今の状態をチェック

体側伸ばし

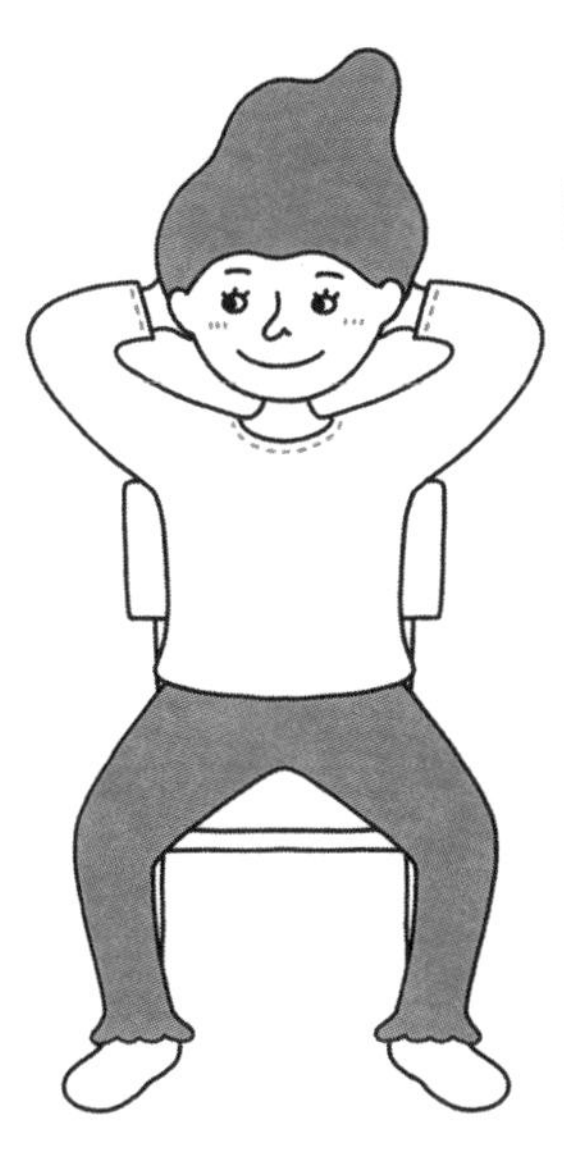

1 背筋を伸ばし頭の後ろで腕を組んでください

2 息を吐きながら上半身を左右に倒してください

伸ばすより縮めることを意識することでどんどん背中が伸びてきます

体側を伸ばすときのポイント

- ゆっくり倒す
- 左右交互に3～5回
- 背中を丸めないように

まずは、
今の状態を
チェック

背骨の曲げ伸ばしをする前と後で立ち上がりの違いを感じてみましょう

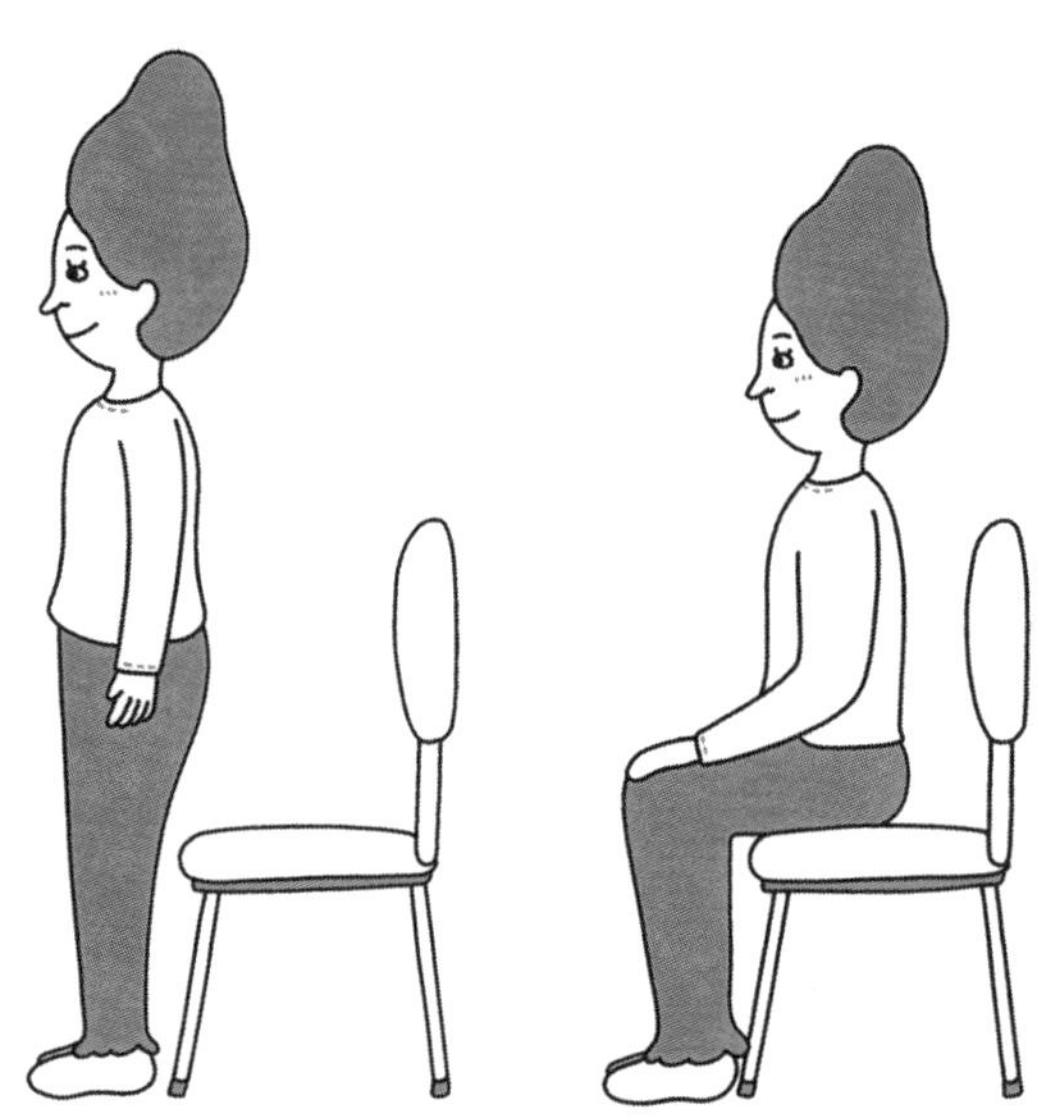

☆スッと立ち上がれますか？

☆立ち上がるときに体重がかかりすぎていませんか？

背骨の曲げ伸ばし（屈曲伸展）

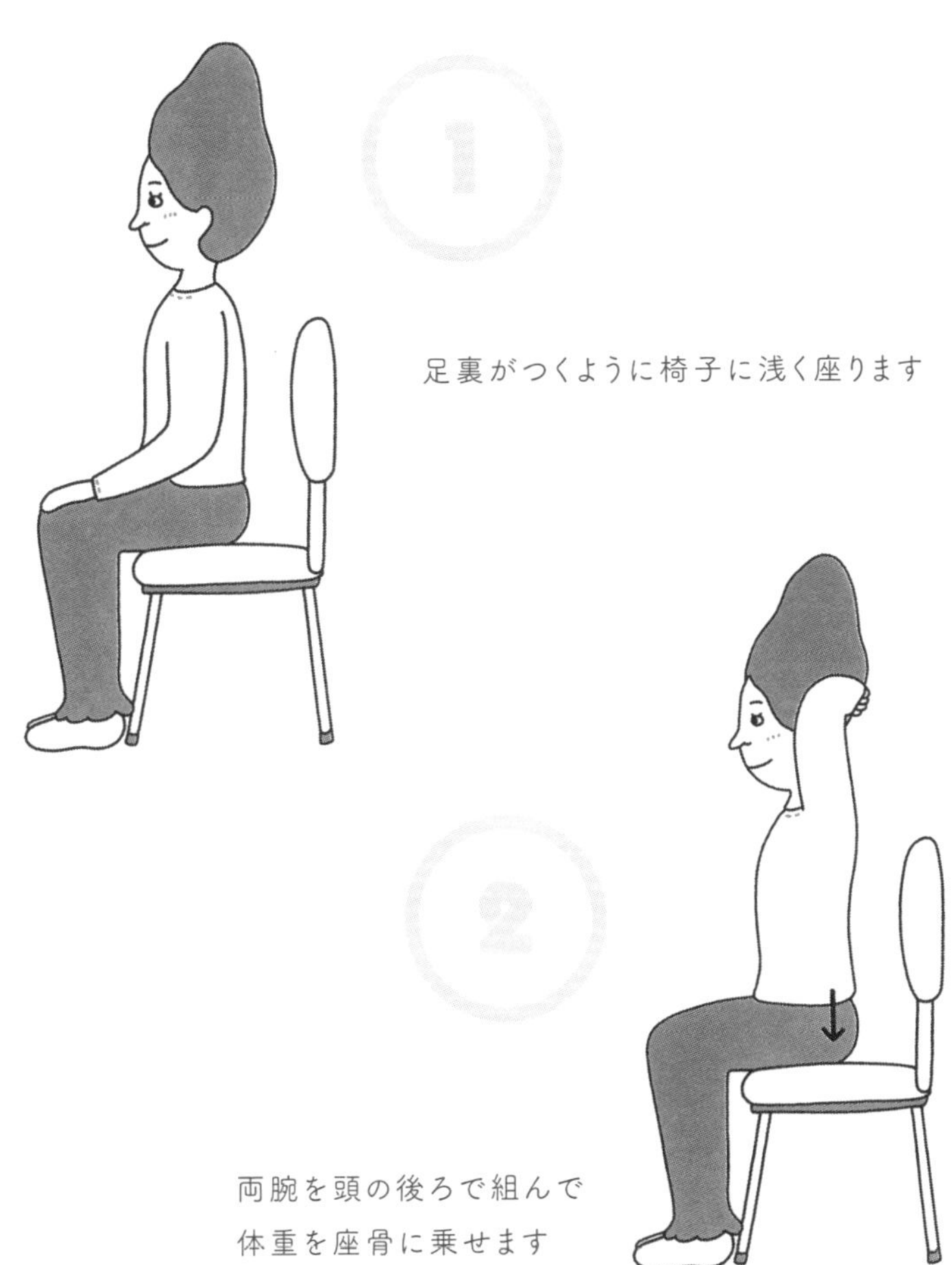

足裏がつくように椅子に浅く座ります

両腕を頭の後ろで組んで
体重を座骨に乗せます

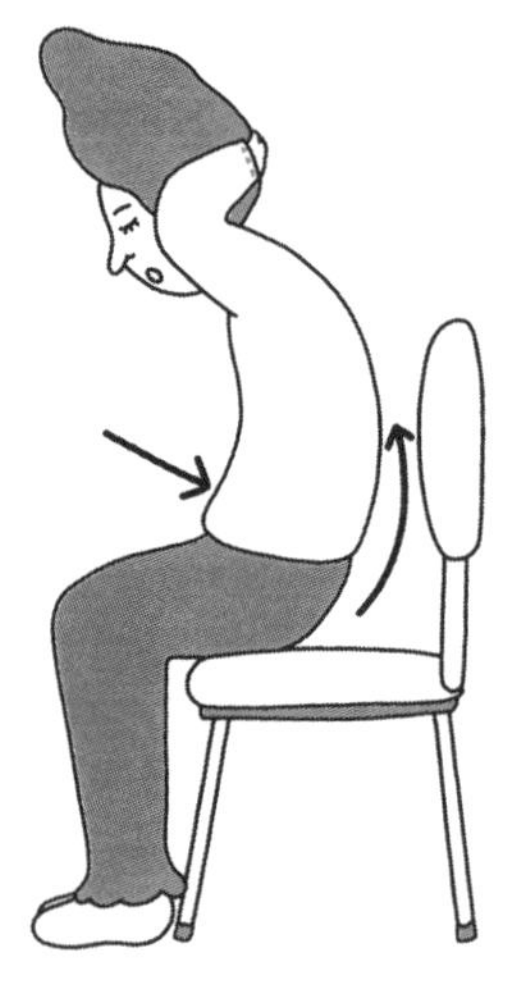

3

ゆっくりと骨盤を後ろに倒して腰と背中を丸めていきます。息を吐きながらお腹を縮めるイメージで。両ひじも自然に閉じるように

4

みぞおち

ゆっくりと骨盤を前に倒しお腹を伸ばして体を反らします。息を吸いながらみぞおちを天井に突き出すイメージで。反る動きも股関節から動き始め頭が最後に動くように意識する。3～5回程度で

行うことで立ち上がりがラクになる

背骨の回旋運動
（上半身を左右にひねる動き）

1

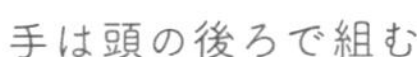
手は頭の後ろで組む

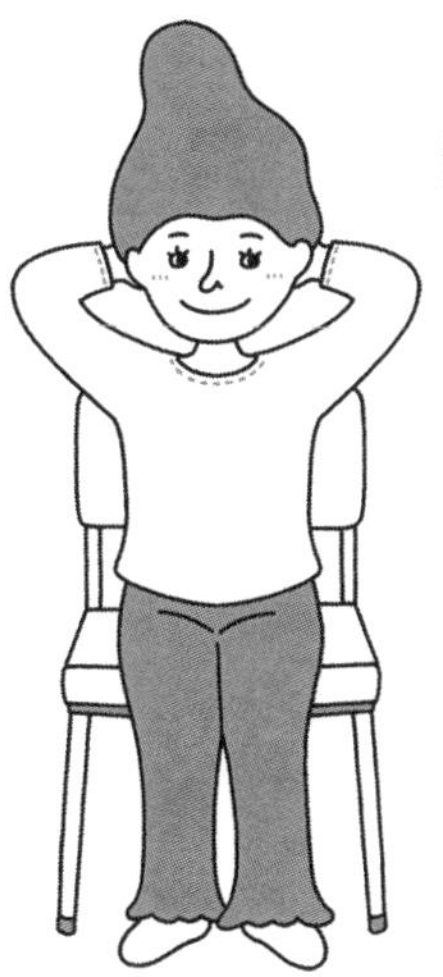

2

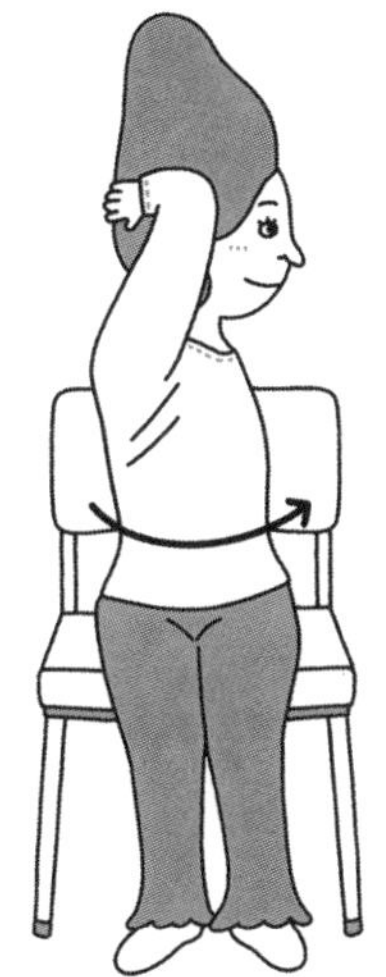

重心は身体の真ん中に置き
腰➡肩➡顔の順にひねります
股関節からの動きを意識します

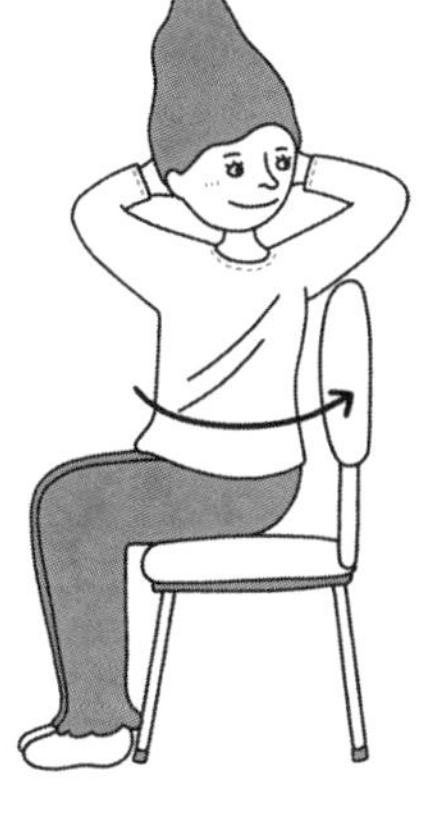
横から見たところ

肩に力が入らないように ゆっくりと動くこと

鍛えるべきは大腰筋

●普段の姿勢が原因

●昔ながらの腹筋ではダメ

●大腰筋は上半身と下半身をつなぐ
唯一の筋肉

40、50代の女性の体のお悩み№1は断トツにぽっこりお腹。

そしてその「ぽっこりお腹を引っ込めたい」という目的で一番多く行われているのが腹筋ではないでしょうか？

でも、実は、昔ながらの腹筋ではぽっこりお腹を引っ込めることはできません。

それどころか、今では**腹筋運動は、腰を痛める危険性が高いともいわれています。**

そもそもぽっこりお腹の原因は、単に脂肪がつくからだけではないのです。

脂肪以外に考えられるのは、普段の姿勢が大きく関係しています。

骨盤が後ろに倒れることで、猫背になって下腹が出たり、骨盤が前に倒れて反り腰になることで、下腹部が前に押し出されて腹圧（体の中心部を支える力）が弱くなりぽっこりお腹になるというわけです。

そして、この猫背、反り腰という骨盤の向きに大いに関係してくる筋肉が、これまでもお伝えしてきた、「大腰筋」という筋肉です。

大腰筋は、人間の体の上半身と下半身をつなぐ唯一の筋肉。背骨と大腿骨をつないでいます。

この筋肉の役割は背骨を引っ張り、骨盤を支え、脚を持ち上げる働きをします。

ここが衰えると姿勢が崩れるため、たるみやぽっこりお腹が定着してしまいます。

あなたが本気で、ぽっこりお腹をなんとかしたいのであれば、腹筋運動ではなく、大腰筋を鍛えたほうが、はるかに効果が期待できます。

☆脚が細くならないのは前もも以外の筋肉を使っていないから

また、お腹だけでなく脚についても同じです。体重は落とせてもなかなか脚が細くならない……とお悩みの方もいらっしゃると思いますが、そんな方に多いのは太ももがパンパンに張ってしまっているということ。そうなってしまうのは、**日常生活において、歩いたり立ったりする中で前もも以外の筋肉がほとんど使われていないから。**

そのため、すべて前ももに負担がかかってどんどん逞しくなるのです。

そんな前ももの張りをスッキリさせて、脚やせを目指すなら、やはり大腰筋を鍛えること！　大腰筋は、股関節を屈曲したときが最も一番大きな力を発揮するため、脚を持ち上げやすくなります。そしてなによりも**大腰筋は脚を動かすエンジンといわれているので、立つ、歩く、走る等の日常の動きで前ももの負担が軽減されて、張りも解消されます。**だから脚やせにつながるのですね。

ここからは、大腰筋をひねって筋肉を硬くするのではなく、柔らかくして動きやすく疲れにくくなる体になるための運動をお伝えします！

片脚立ちをして今の感覚を覚えておきましょう

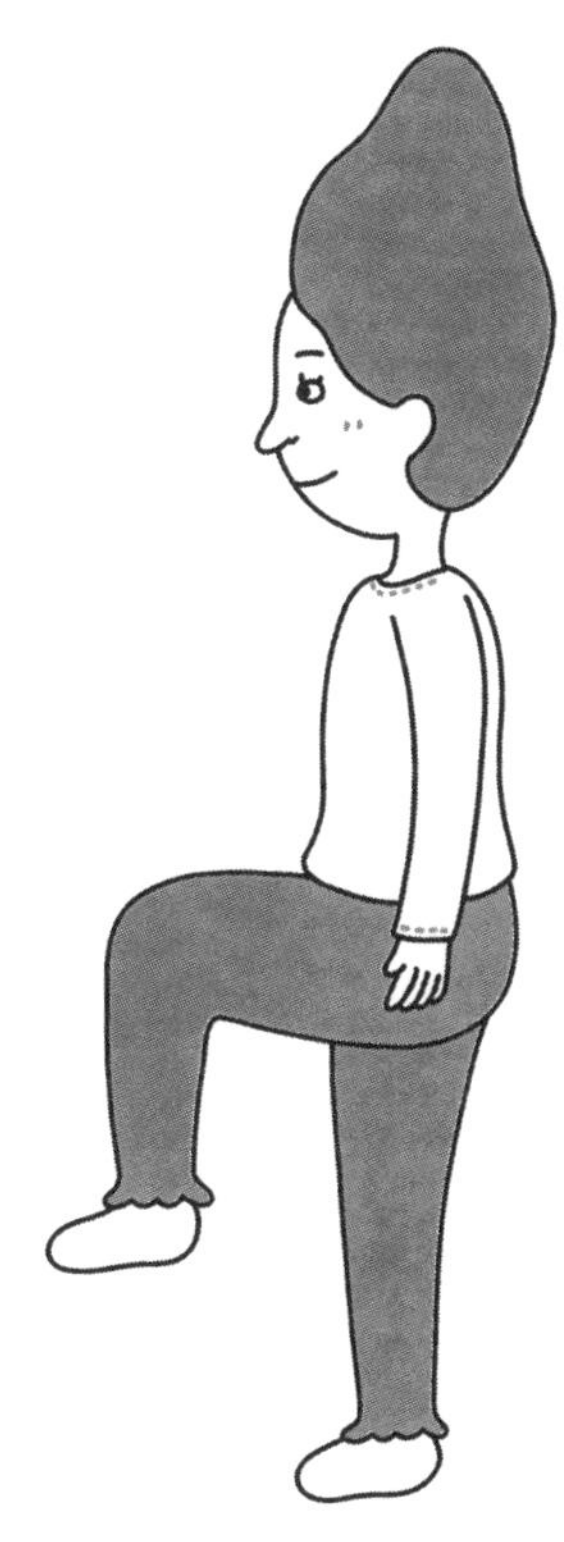

✿スムーズに脚は上がりますか？

まずは、今の状態をチェック

大腰筋を使ったお尻歩き

大腰筋トレ

通常のお尻歩きって、お尻だけで前に進もうとしている……だから脚にも自然に力が入ってしまいますよね。理想的なのは骨盤と股関節で動く感覚！そうなると体の芯が使えるようになります。体重を左右交互に乗せ替えながら前に進みます。お尻を浮かせて肩と腰を前に押し出すように体をひねるのがポイントです。

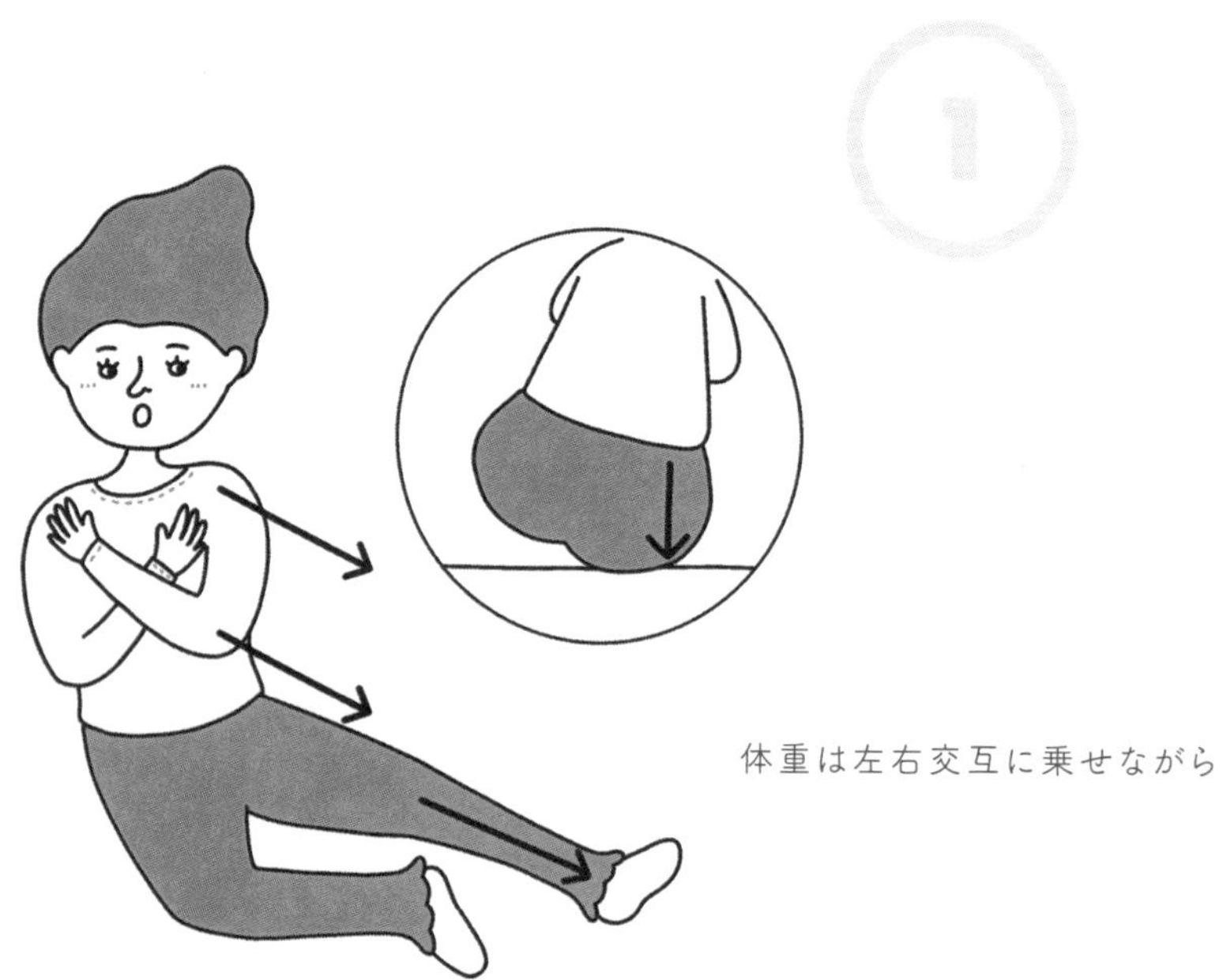

体重は左右交互に乗せながら

2

前進していく

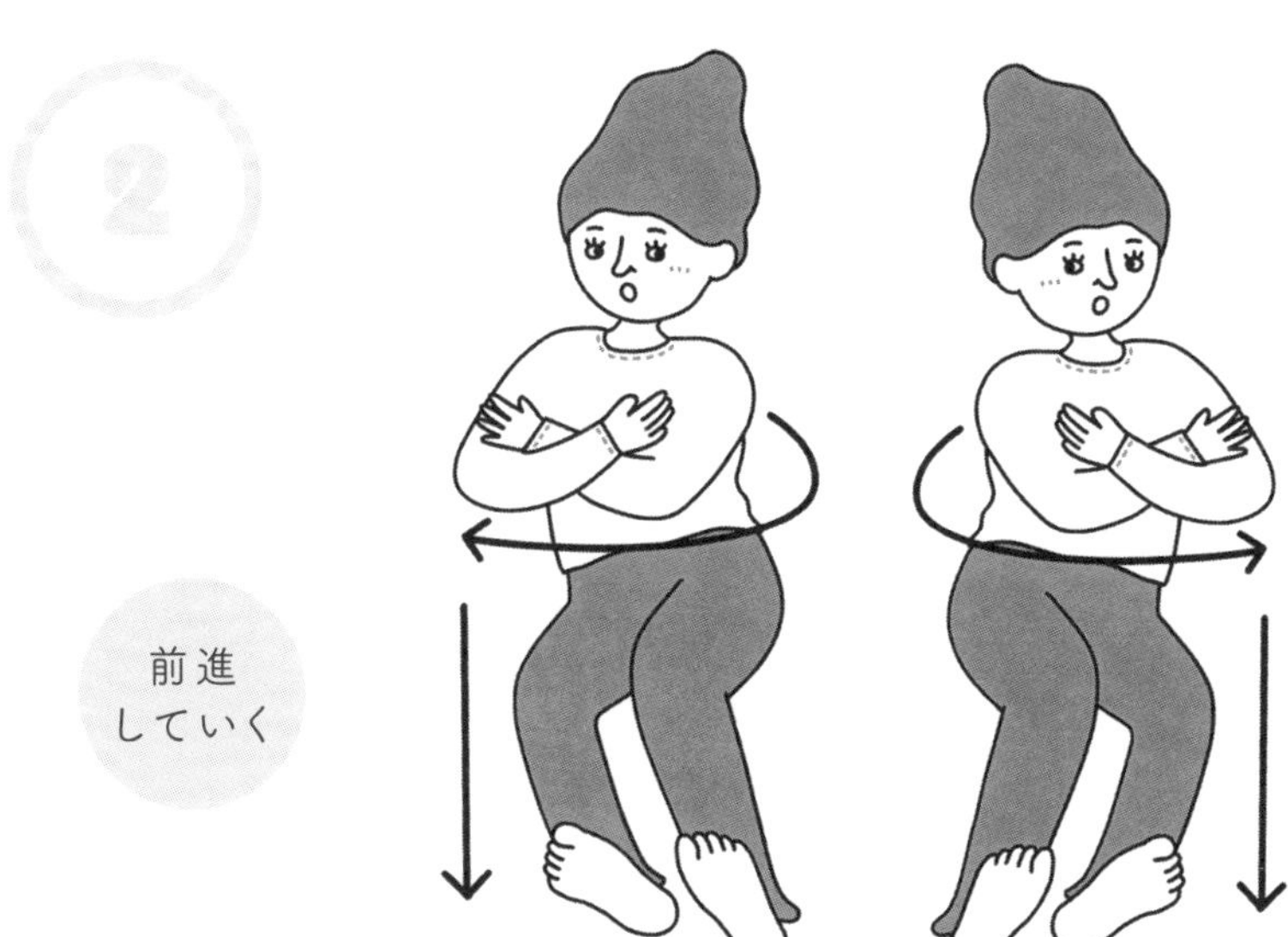

右肩と右腰を一緒に→左肩と左腰を一緒に

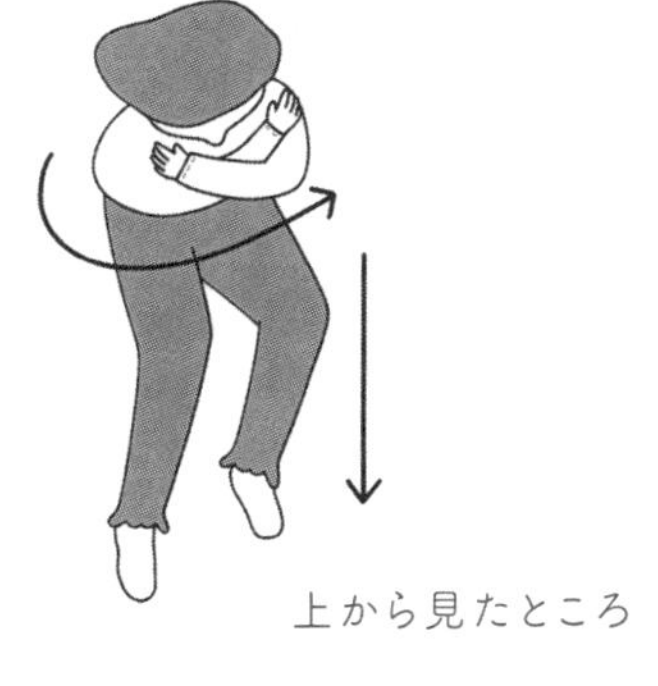

上から見たところ

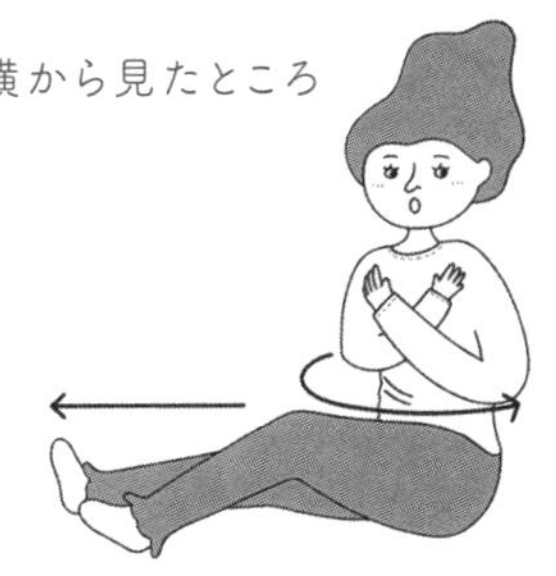

横から見たところ

足またぎ腰ひねり運動

動きはとてもシンプル！

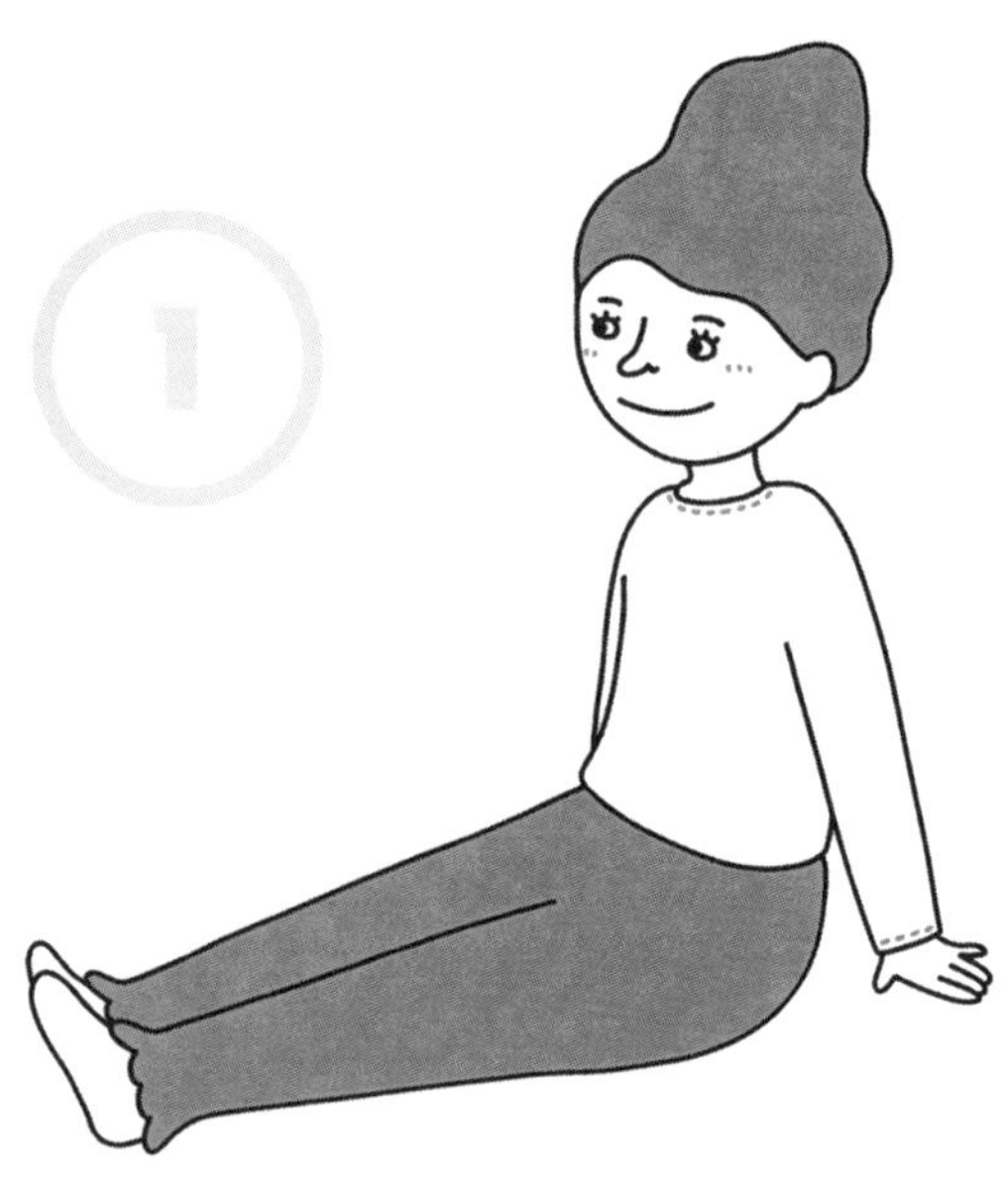

両脚をまっすぐ伸ばして体の後ろに両手をつく

これだけで体が激変、ウソのように脚が軽くなり 脚やせ効果から姿勢改善・下腹ぽっこり解消まで可能

2
片脚を持ち上げ、腰をゆっくりひねります
3
みぞおち
腰と膝を一緒にみぞおちからねじるイメージで
片方の脚をまたいでくださいね
手は床から離れないように
脚だけでなく骨盤ごと動かしてください

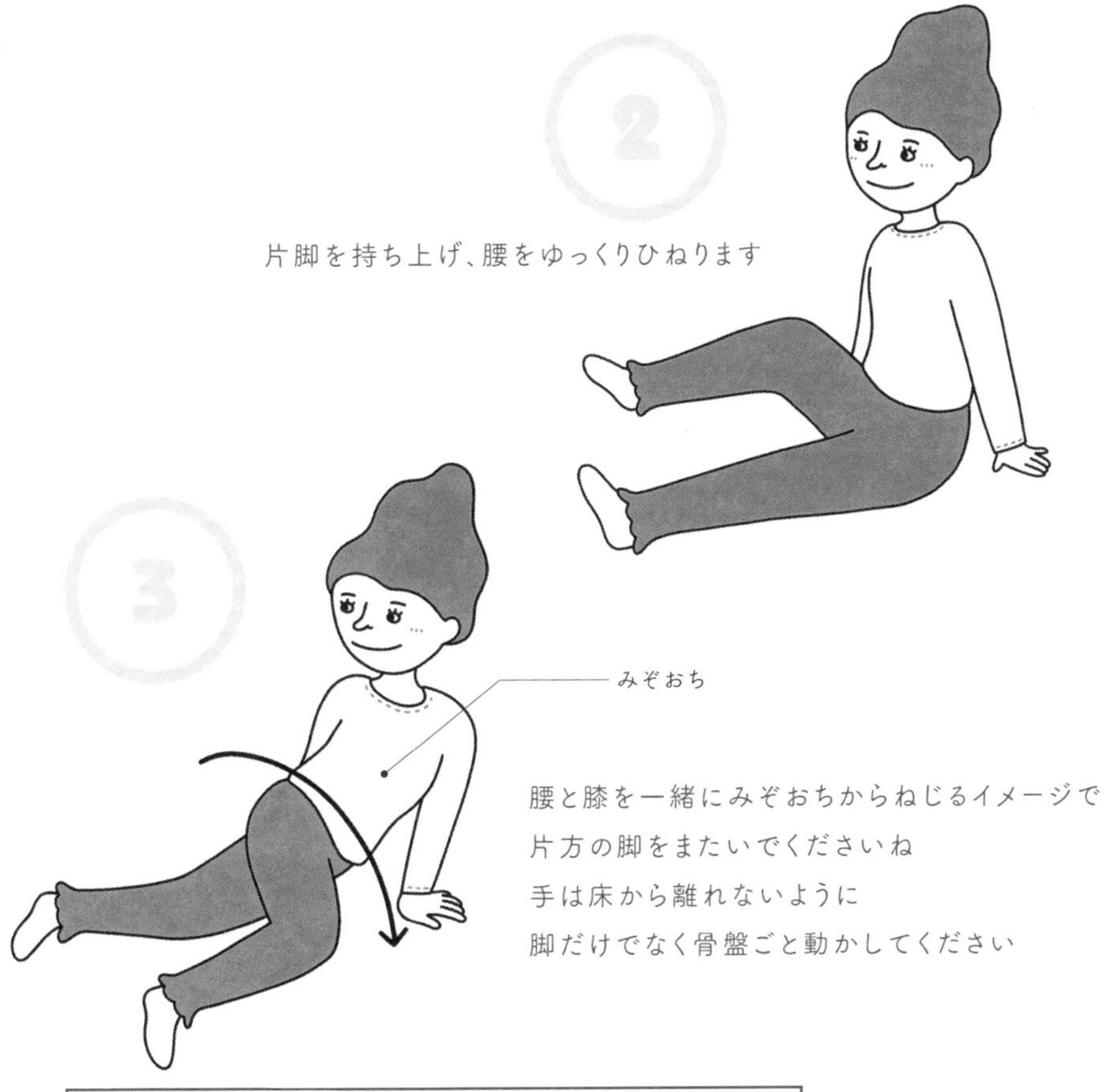

終わった後「お尻歩き」をするとスイスイ進みます

ひねり運動②

こり固まった背中をなんとかしたいなら、四つん這いでのこの動き、オススメします。背中を中心に柔軟性を高める効果があります。

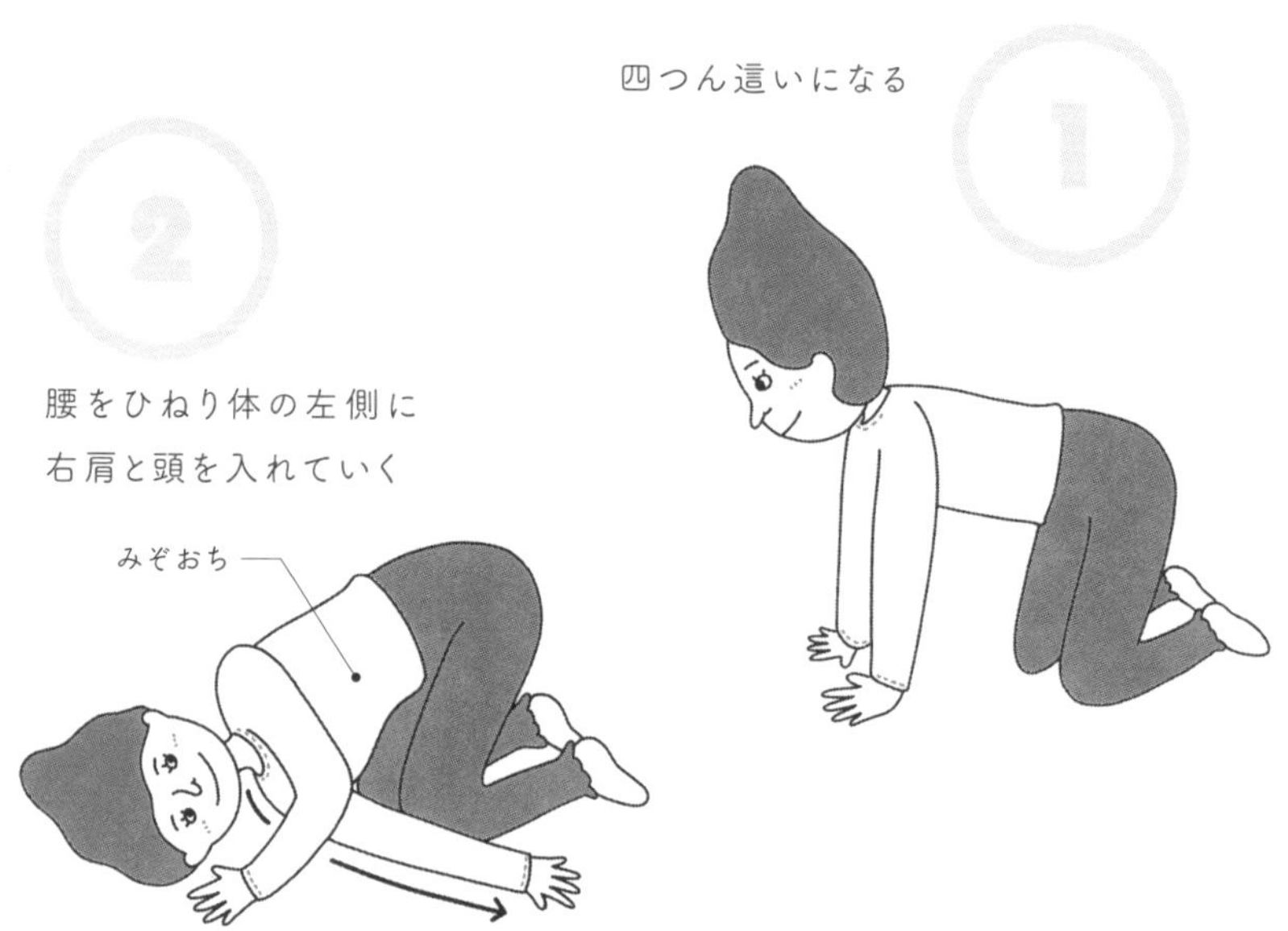

こり固まった背中がほぐれる

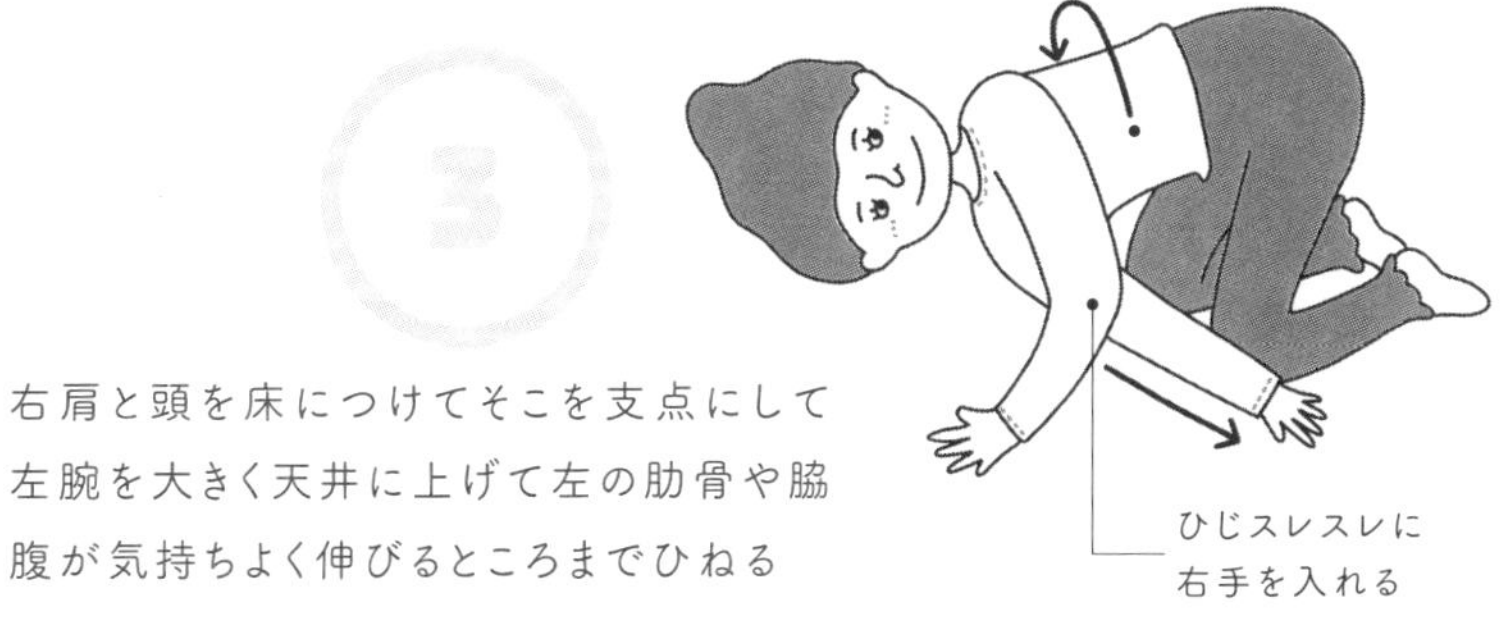

右肩と頭を床につけてそこを支点にして
左腕を大きく天井に上げて左の肋骨や脇
腹が気持ちよく伸びるところまでひねる

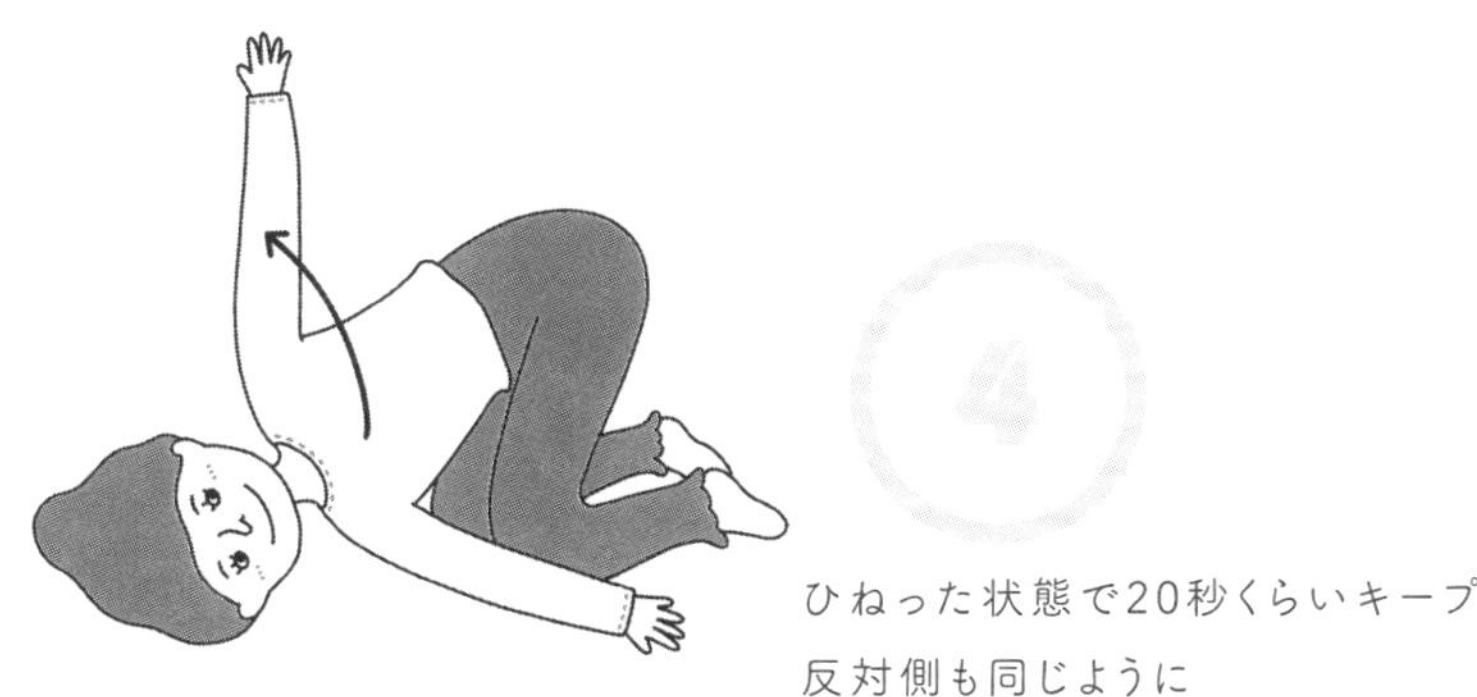

ひねった状態で20秒くらいキープ
反対側も同じように

上半身を、みぞおちからひねるイメージで頭と肩を床につけて、腕は膝に向かって伸ばしていく！ みぞおちからのイメージ。背中が大きくひねられることによって、背中がほぐれるだけでなく、呼吸もしやすくなって、体全体がラクに感じられるようになります。

太もも

たるんだ二の腕

反り腰

猫背

ぽっこりお腹

むくみ

冷え性

これだけでもお悩み解決 あらゆる筋肉にアプローチ

●骨盤を安定させる

●姿勢を安定させる

●体型に関係する筋肉に働きかける

迫力のある太もも、たるんだ二の腕、反り腰、猫背、ぽっこりお腹、むくみ、冷え性。

女性の体のお悩みってさまざまで多いですよね。
そんなさまざまなお悩みを一気に解決できる方法がこのエクササイズ！
骨盤を安定させて、姿勢や体型に大きく影響する筋肉、肩甲骨を安定させる筋肉。
そして、背中やお腹の筋肉、これらすべてに一気にアプローチできるのがこの動き！
ぜひ、お試しください。

これだけでお悩み解決
ひねり運動

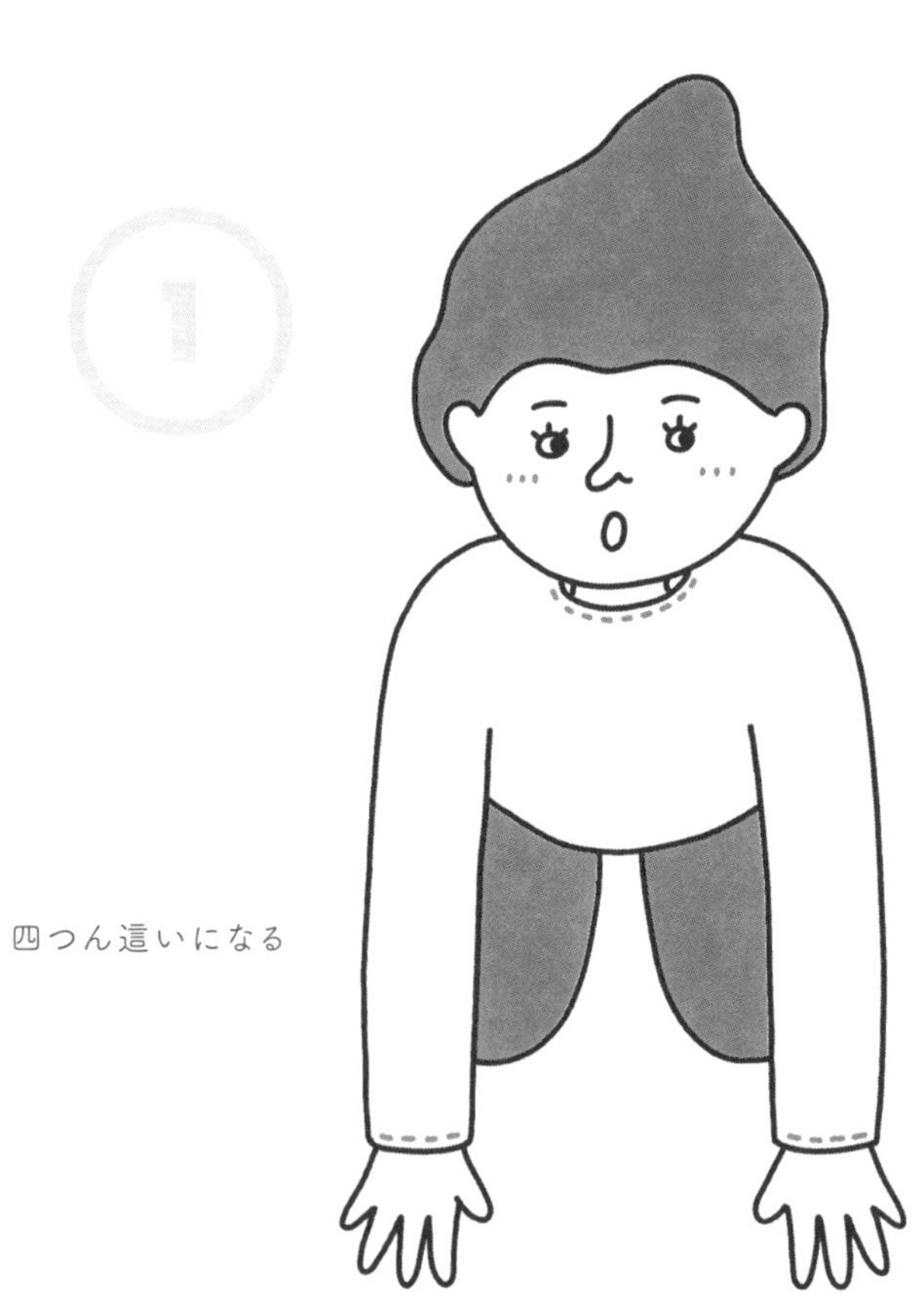

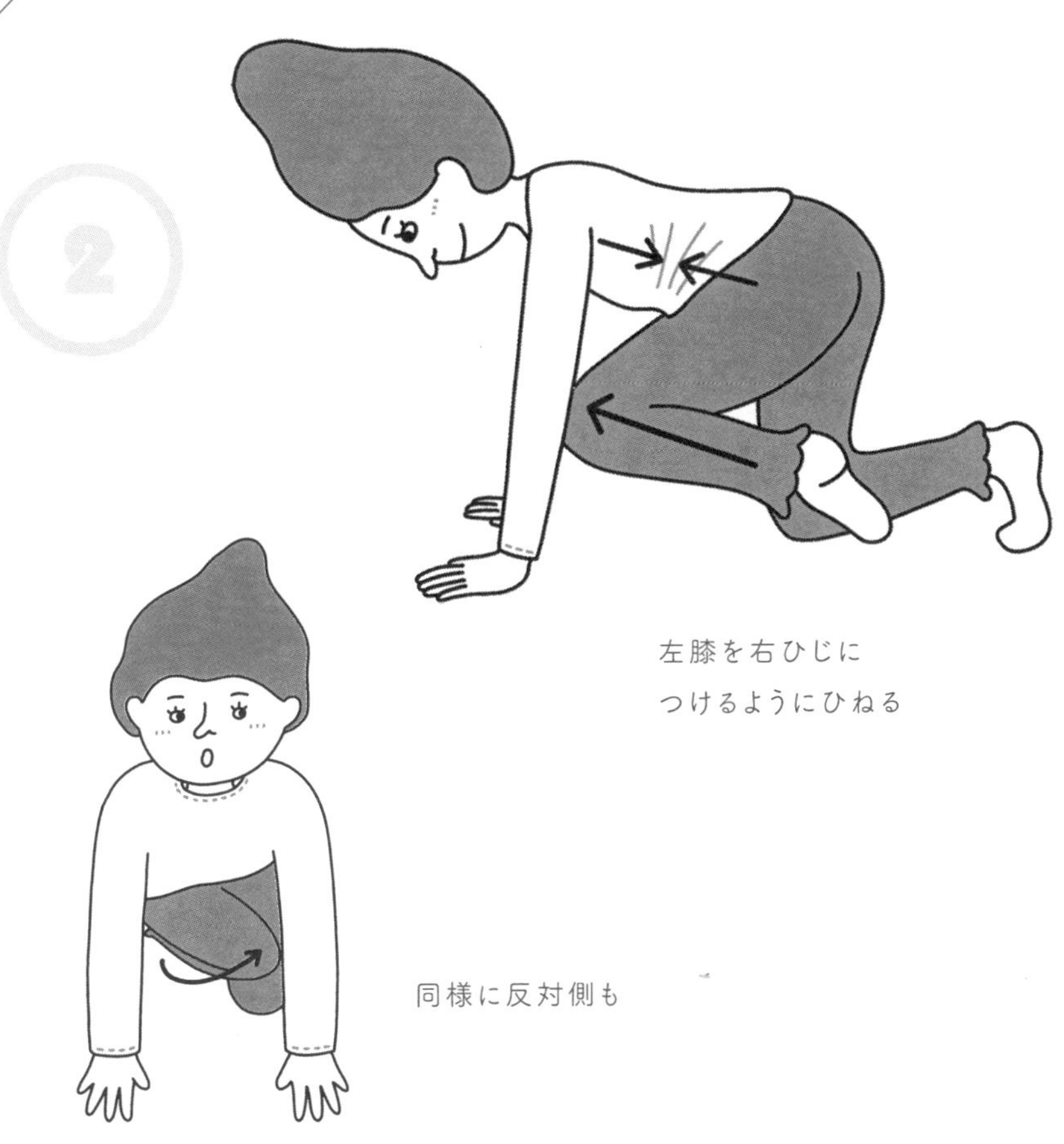

対角線にあるひじと膝をつけるとき、膝だけを近づけるのではなく少し腰をひねって、脇腹を縮ませるようなイメージでやると、さらに効果的です！ 体の芯になる筋肉を使うことができます。
最初はゆっくり、慣れてきたらリズミカルに動いてみてくださいね。

part

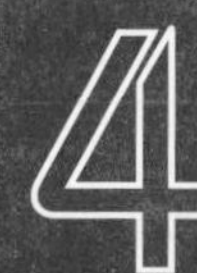

Adult women's encyclopedia

疲れにくくなり シルエットも キレイになれる ちょっとしたこと

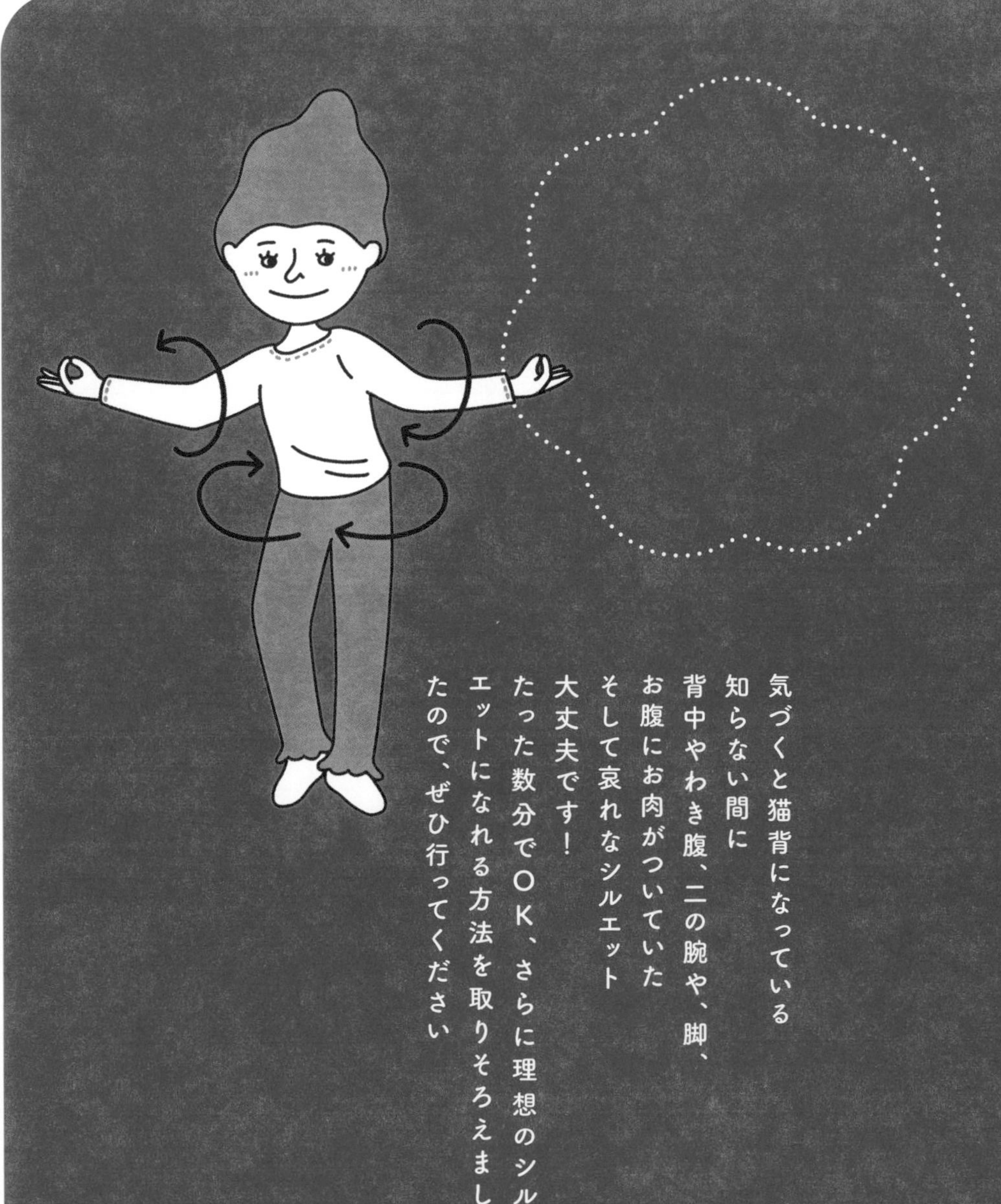

気づくと猫背になっている
知らない間に
背中やわき腹、二の腕や、脚、
お腹にお肉がついていた
そして哀れなシルエット

大丈夫です！

たった数分でＯＫ、さらに理想のシルエットになれる方法を取りそろえましたので、ぜひ行ってください

血行不良改善は肩から

●肩こりは肩甲骨周辺の筋肉の血行不良から

●背中の筋肉も動かすこと

顔の前で両ひじをつけてまっすぐ上げられますか？

両ひじが唇より上
↓
軽度の肩こり

両ひじが顎まで上がらない
↓
重度の肩こり

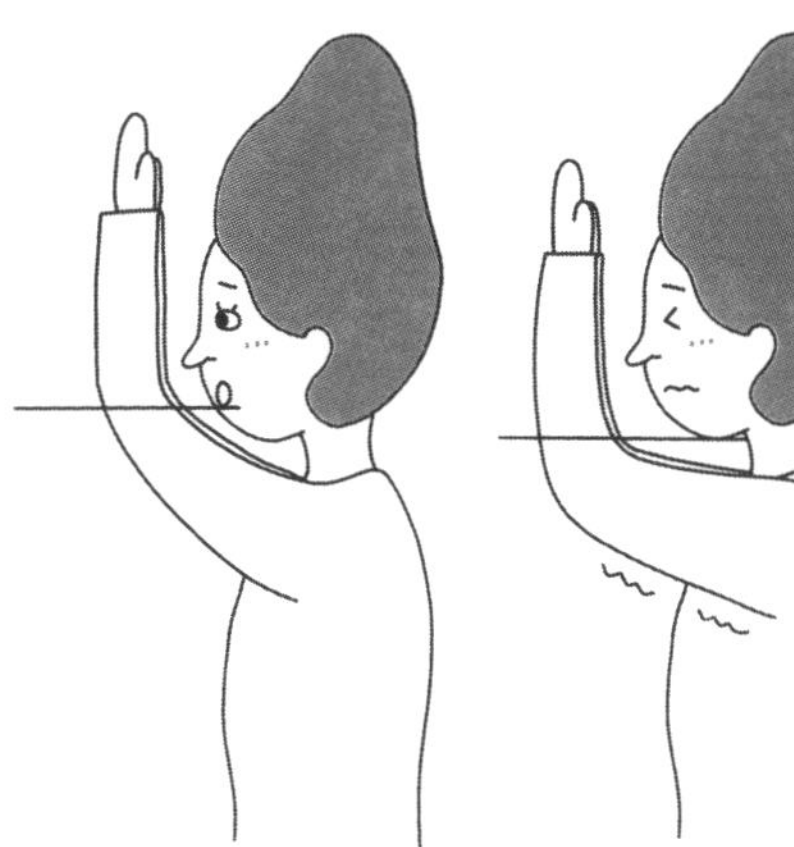

どこまで上げられる？ ひじの上がる高さで
あなたの肩こりレベルをチェックしてみて！

まずは、今の状態をチェック

腕のカーテン

肩こりの原因の一つに、肩甲骨周辺の筋肉が血行不良になることがあげられます。だから、肩こり解消には肩甲骨を動かすことが大事。この動きは肩甲骨の動きをよくするので、肩周辺だけでなく、背中の筋肉も動かすことができ、効率よく血行がよくなります！　動きのポイント→ひじの角度はできるだけ90度をキープ・両ひじが離れないように上げる・両ひじを開くとき腕よりも肩甲骨を動かす、後ろで寄せるイメージで！

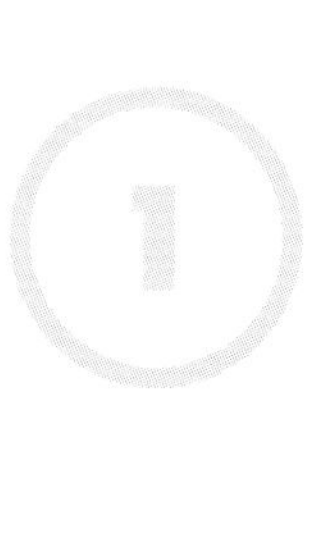

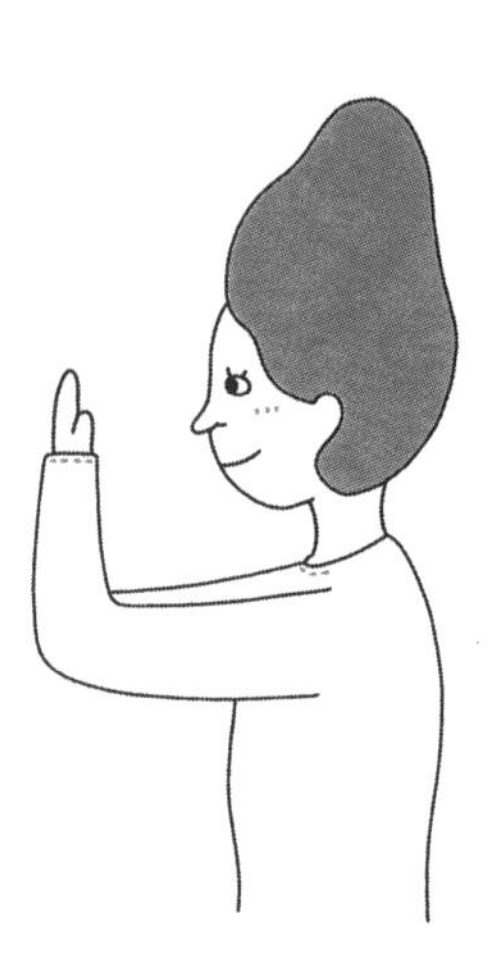

横から見たところ

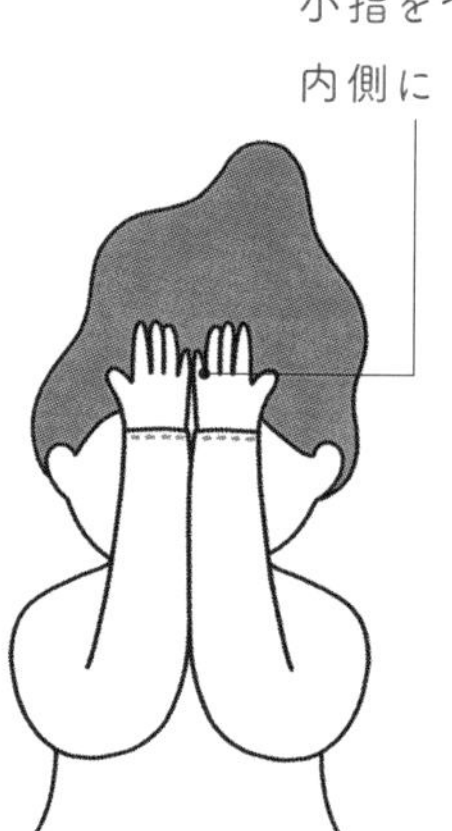

小指をつけて
内側に

顔の前で腕を
あわせる
床と水平に

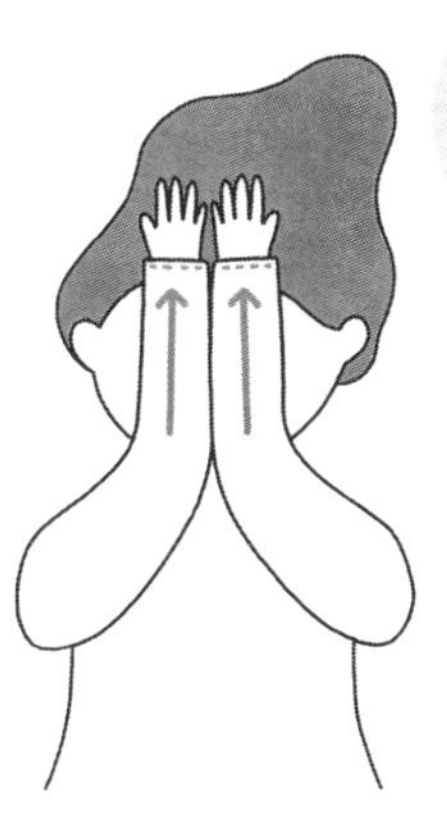

ひじをつけたまま
上に上げる

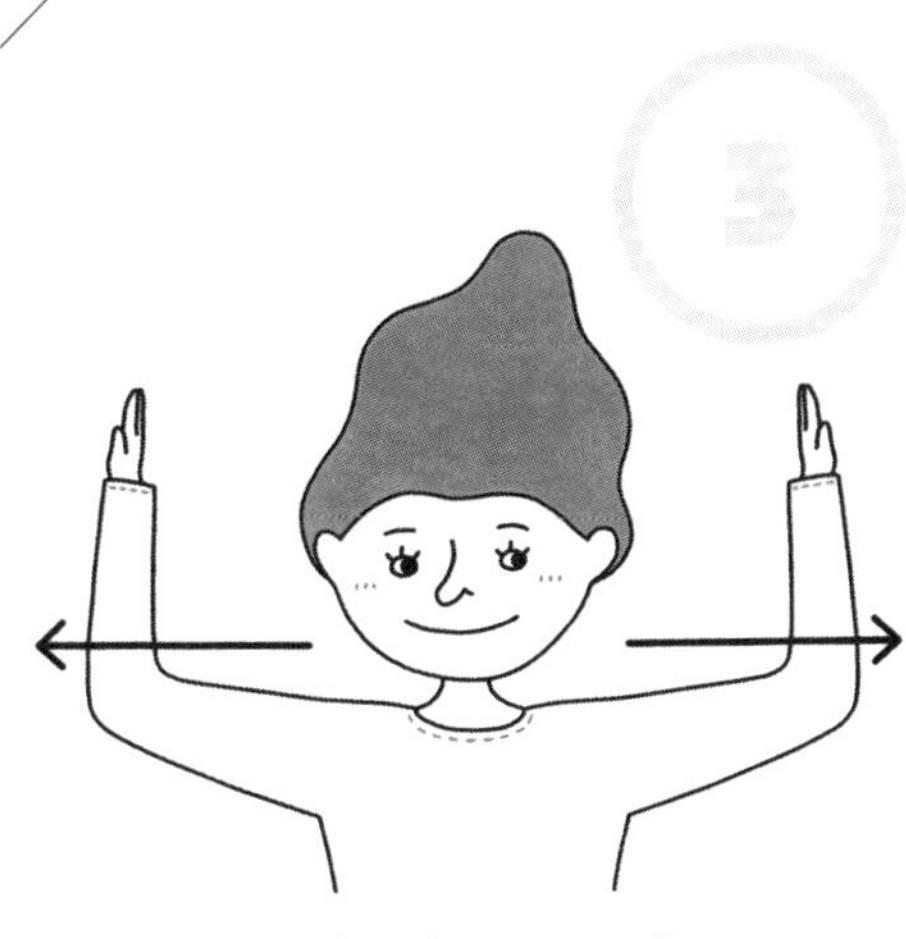

腕の高さをキープ
したまま広げる

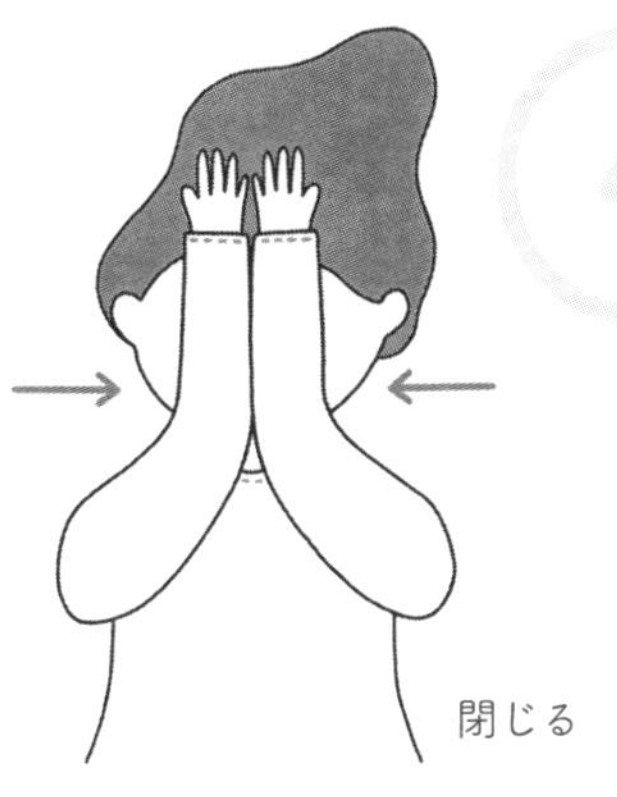

閉じる

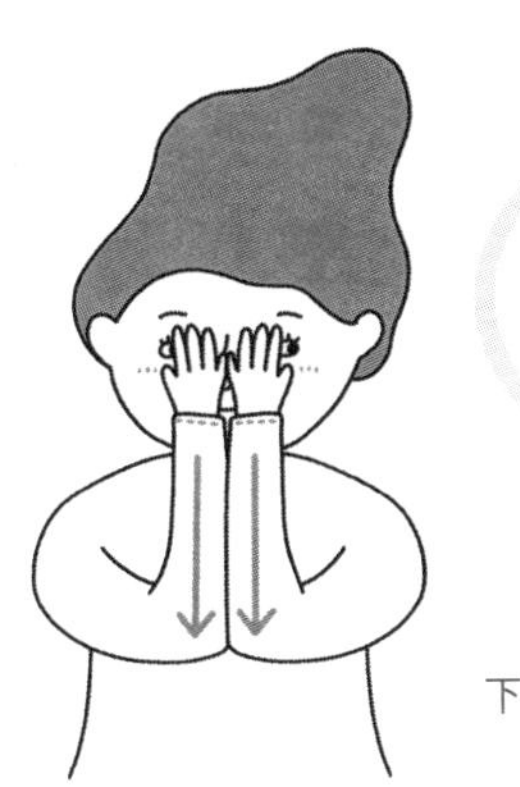

下に下げる

10回くらい続けるとスッキリ

ひじ回し

ひじを回すことで肩周り、いわゆる背中から腕にかけての動きをよくする運動です。

手を体の後ろに置き、ひじをできる限り大きく回します。はじめはなかなか回しにくいと思いますが、腕力に頼らないように、腕と肩を一緒に回す意識で行ってみましょう。

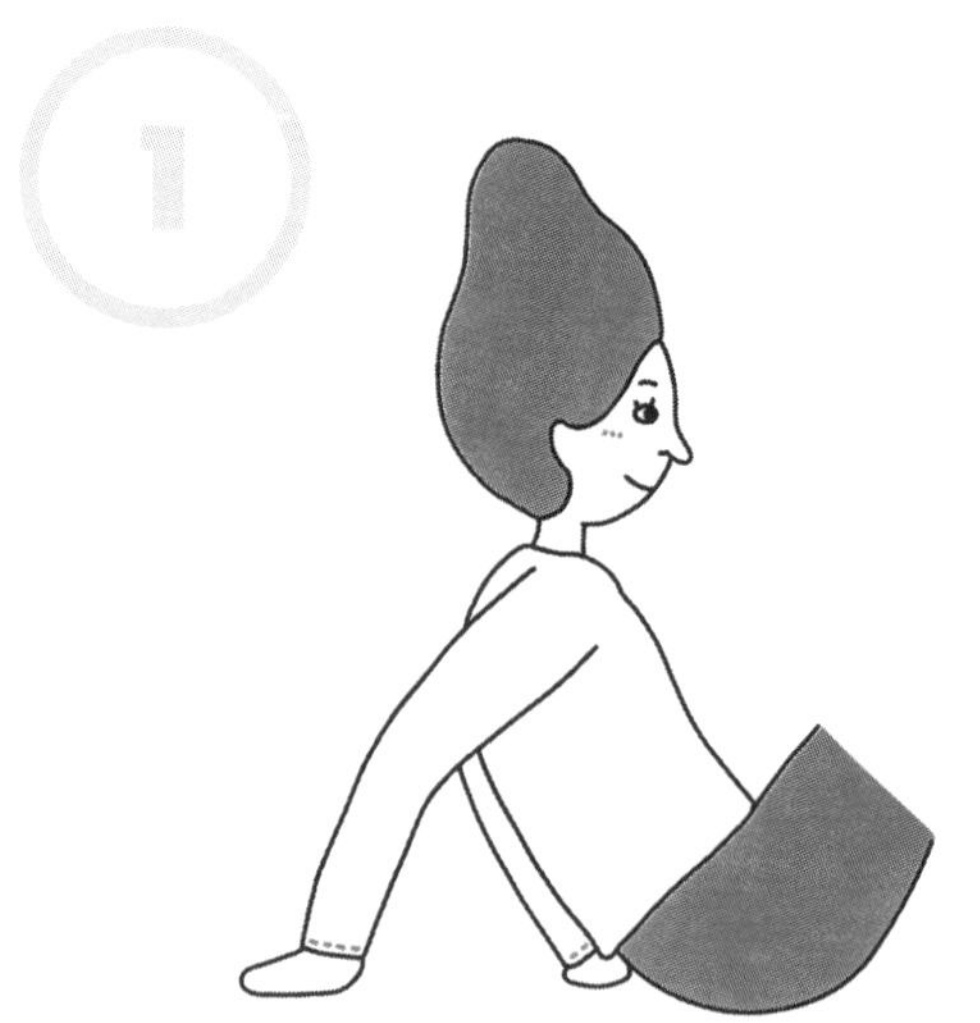

手を体の後ろ側に置く

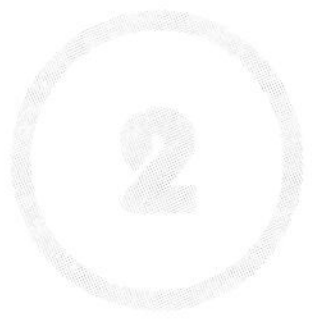

肩を前に出しながらひじで
円を描くように回す
体重を親指から小指にかかるように

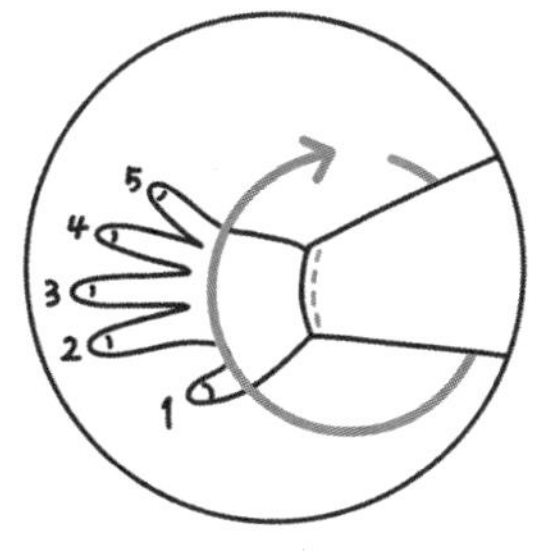

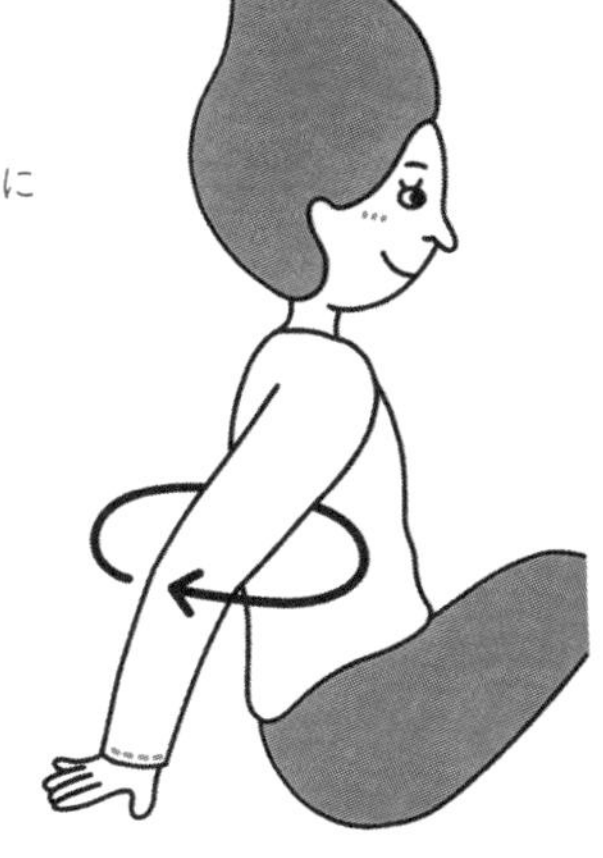

肩を後ろにしながら、外側に
円を描きながら回す
体重は小指から親指にかかるように

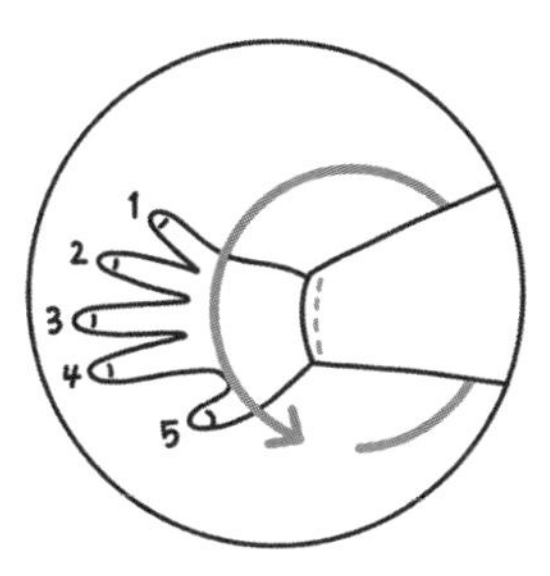

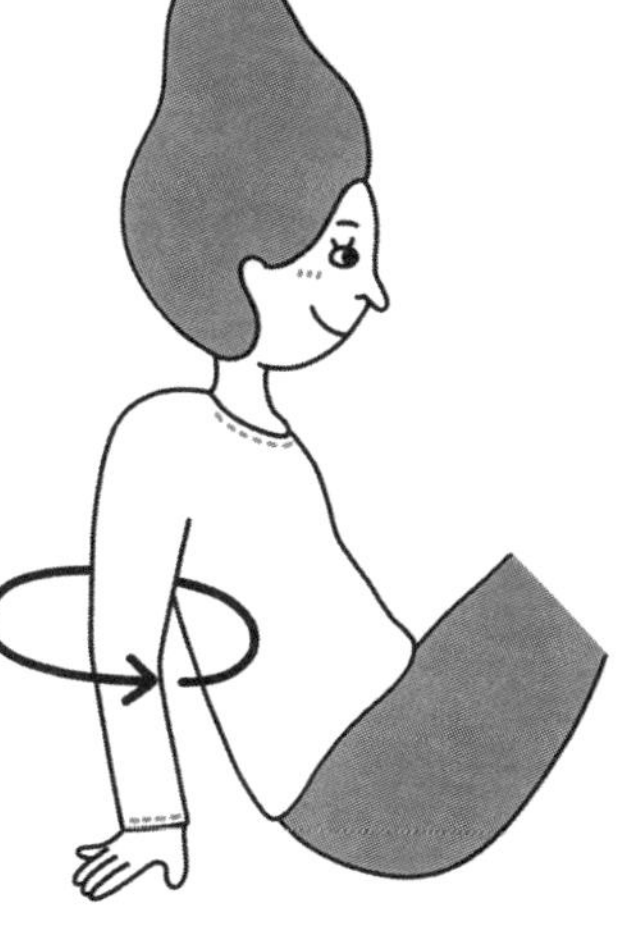

二の腕のたるみは小指が関係

●日常生活ではひじを曲げている時間が多い

●ひじを伸ばさないからたるんでしまう

●小指を意識して使うと二の腕の筋肉も引き締まる

二の腕……気になる部位ですよね。
二の腕の筋肉や上腕三頭筋は、ひじを伸ばすことで筋肉が縮み、ひじを曲げることで伸ばされます。

日常生活ではは圧倒的にひじを曲げている時間のほうが多いですよね。
だから二の腕はたるむのです。
また二の腕のたるみと深く関係しているのが、実は小指です。

小指の筋肉を意識して使えば、筋膜でつながっている二の腕の筋肉も収縮します。

ひじを伸ばして、ひねりのある動きを加えることで、大腰筋から背中の筋肉までが一緒に動き出し二の腕が引き締まります。

腕ひねり体操

両手を真横に広げて小指と親指で輪をつくる。右腕と右腰を前に、左腕と左腰を後ろにひねる。その際、右の肩とぐっと押し出すのがポイント。目線は正面で。同様に左腕と左腰を前にひねり、右腕と右腰を後ろにひねる。

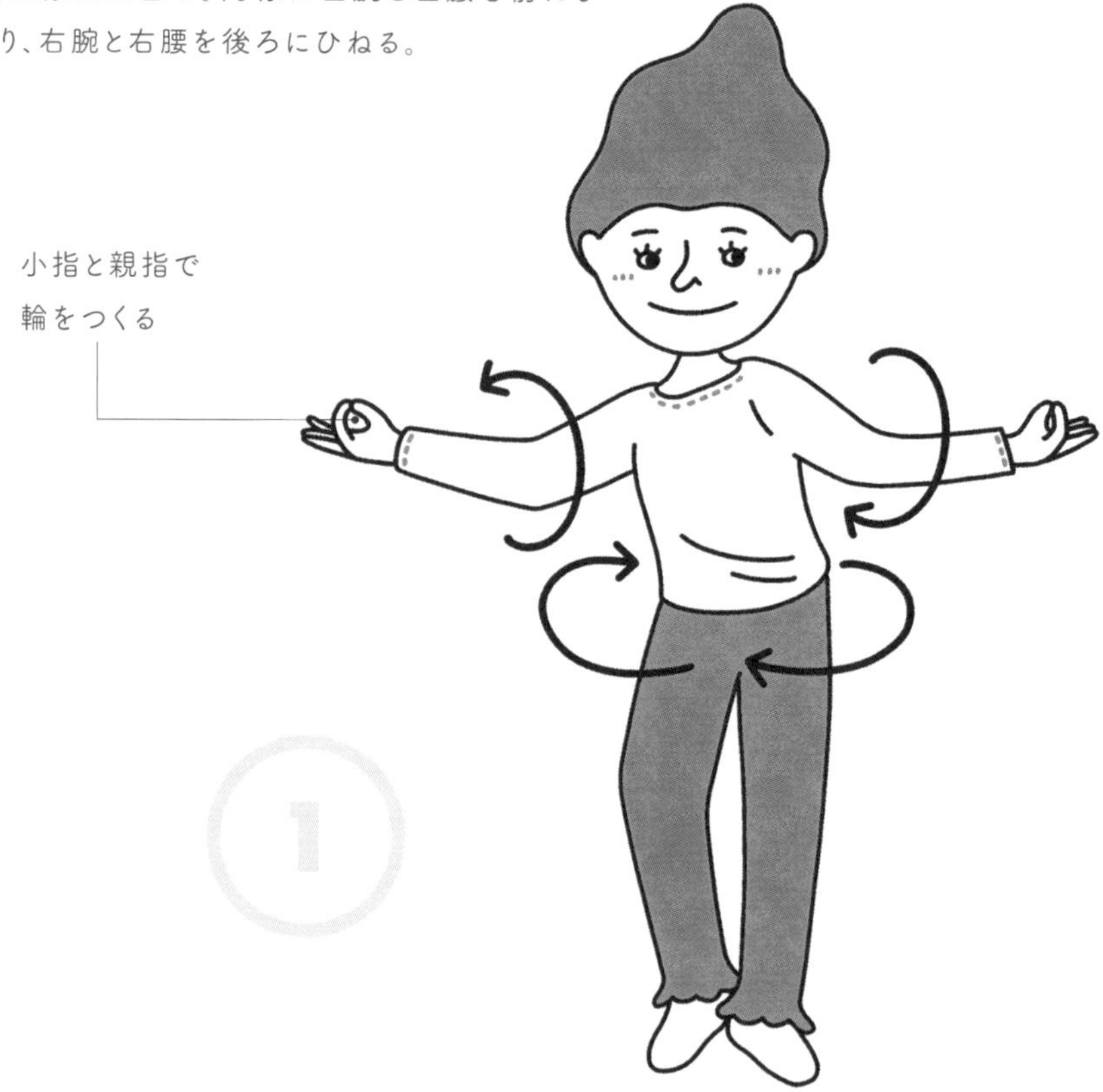

小指と親指で
輪をつくる

1

ひねることで
大腰筋と
背中の筋肉が
動き出す

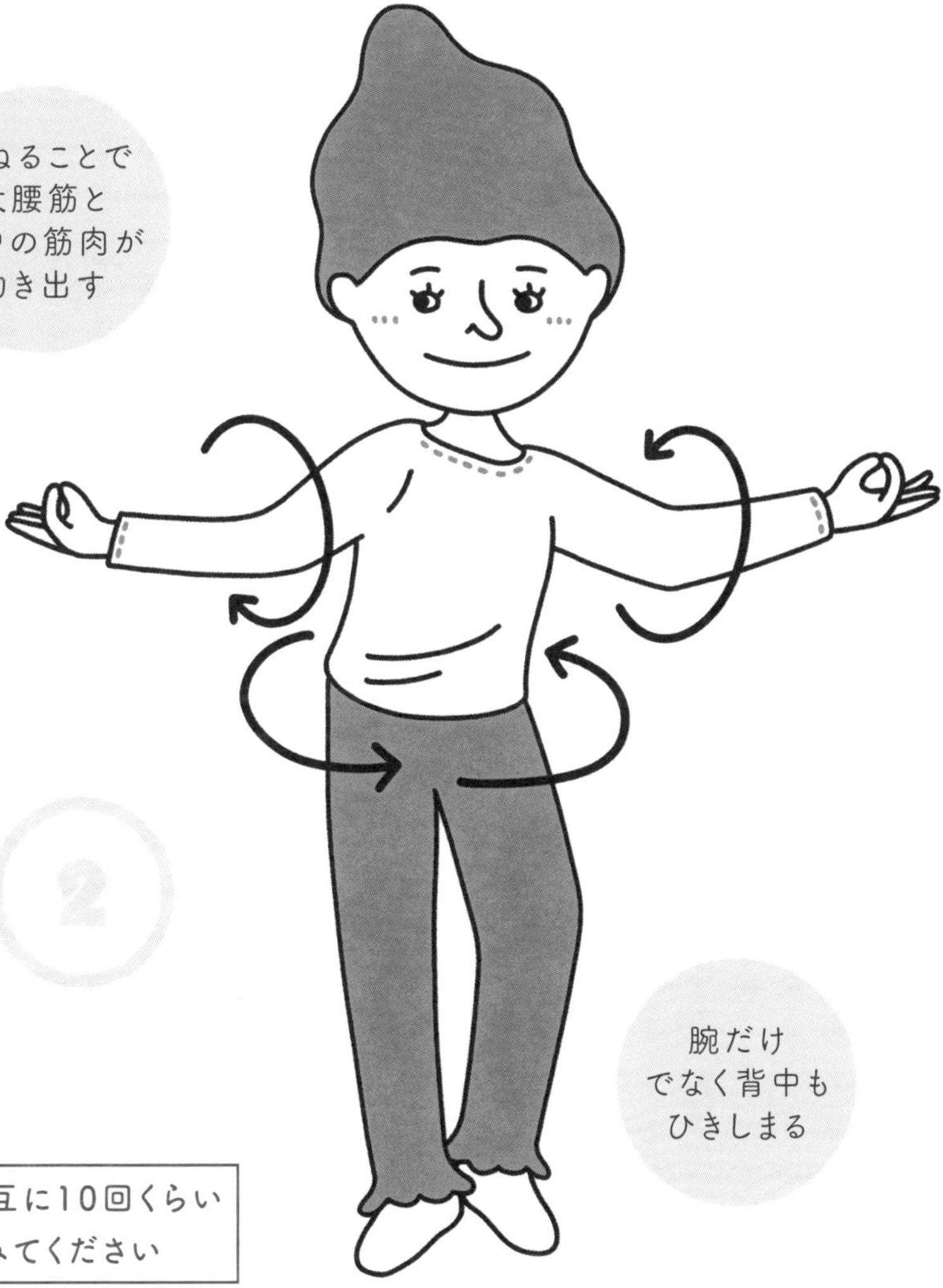

2

腕だけ
でなく背中も
ひきしまる

左右交互に10回くらい
続けてみてください

ぽっこりお腹は呼吸から
（骨盤後傾前傾）

●反り腰はお腹の筋肉がゆるみやすくなる
●反り腰のまま、正しい呼吸をしてもぽっこりお腹は改善しない
●背中を丸めることが反り腰の改善につながる

反り腰になると背面の筋肉が緊張し、逆にお腹側の筋肉がゆるみやすくなります。

そして、お腹の筋肉がうまく働かないと骨盤が前に倒れてしまい、下腹部が前に押し出され、腹圧（体の中心部を支える力）が弱くなりぽっこりお腹になってしまいます。

ぽっこりお腹に関係しているのは、最深部のコルセット筋とも呼ばれる「腹横筋（ふくおうきん）」。

この筋肉を働かせるには呼吸が最重要!!

でも、骨盤が前傾したり反り腰のまま呼吸しても、ぽっこりお腹は改善されません。

骨盤を後ろに倒して息を吐いて背中を丸めることにより、「腹横筋」が働きやすくなりお腹に力が入るのです。

また背中を丸めることで反り腰の改善にもなります。

やり方はとてもカンタン!

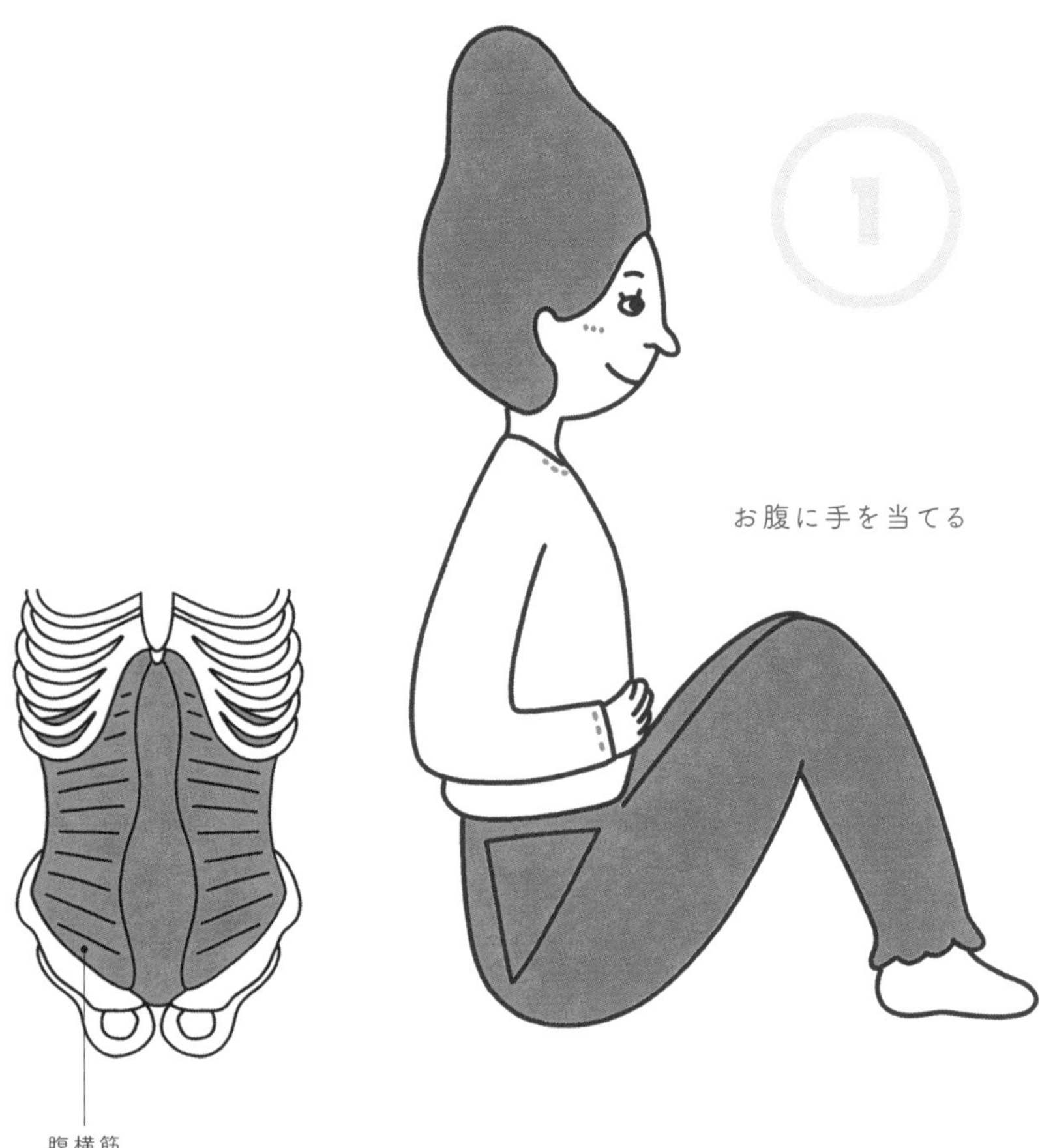

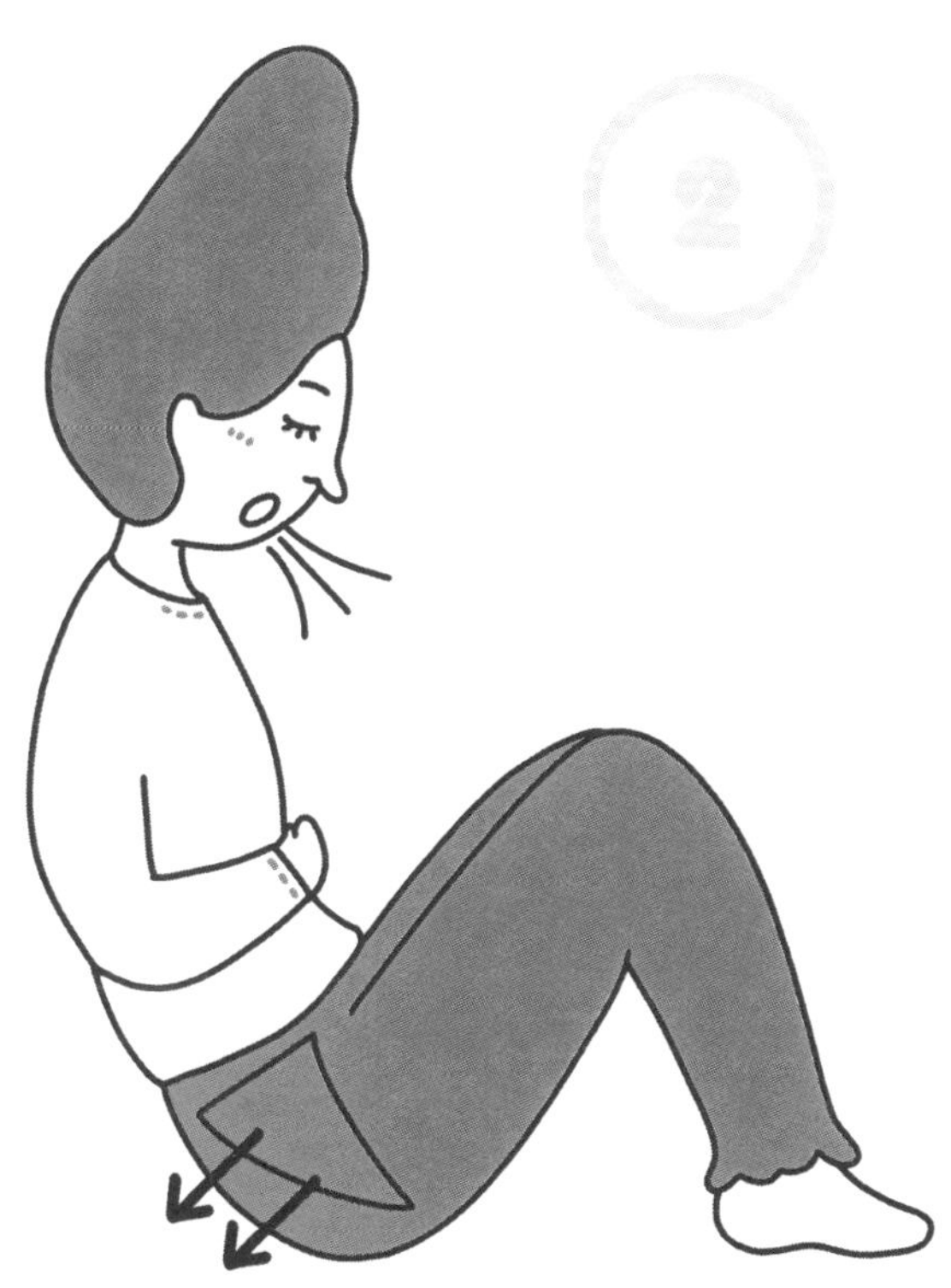

- 息を吐きながら背中からではなく骨盤から倒す
- ゆっくり少しずつ吐いていく
- お腹に力が入るのを感じて、少しずつお腹を凹ましながら限界まで息を吐いて吐ききってください。そこまで吐くと腹横筋（ふくおうきん）がうまく働き出します！呼吸だけで反り腰、ぽっこりお腹に効果あるならやるしかない！ですね

便秘 姿勢 反り腰 腰痛 血流 むくみ

たった一分、しゃがむ効果は絶大

●しゃがむだけでカンタンなストレッチになる
●便秘やむくみ解消になる
●かかとがつかなくても、バランスをとりながらしゃがむことで体が活性化するしゃがむことは股関節や膝、足首をストレッチすることにもなります。

しゃがむだけで、こんなよいことが起こります。

1 **便秘解消　お腹に力が入り腸の活性化、姿勢改善、背中、肩甲骨のストレッチ**
2 **反り腰改善　腰やお尻の筋肉のストレッチ**
3 **腰痛改善　背中の伸展でほぐれる**
4 **血流促進　太ももに力が入り血流がよくなる**
5 **むくみ解消　リンパの流れの活性化**

かかとがつかず、しゃがめない方でも大丈夫！
かかとを浮かせてしゃがみ、両手を軽く床につき、バランスをとりながらしゃがむことで、内臓やたくさんの筋肉が活性化します。

股関節、膝関節、足首を
一気にストレッチ

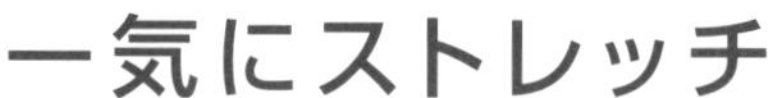

1

かかとをつけて前で指を組む

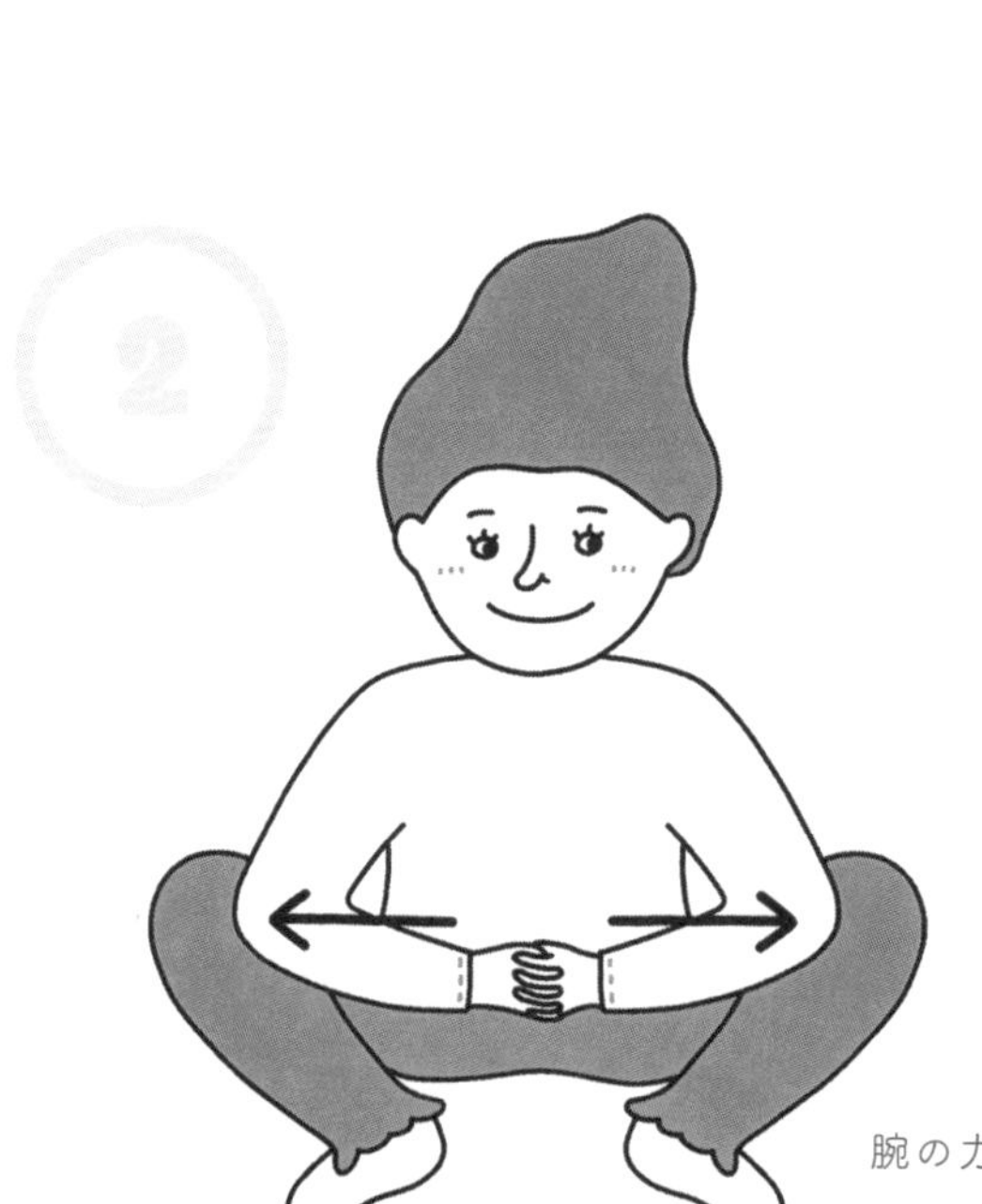

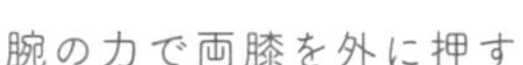

腕の力で両膝を外に押す

かかとが
浮いてもOK

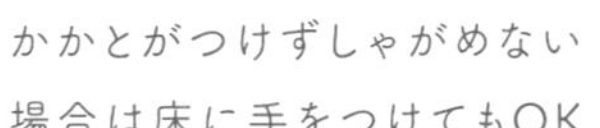

かかとがつけずしゃがめない
場合は床に手をつけてもOK

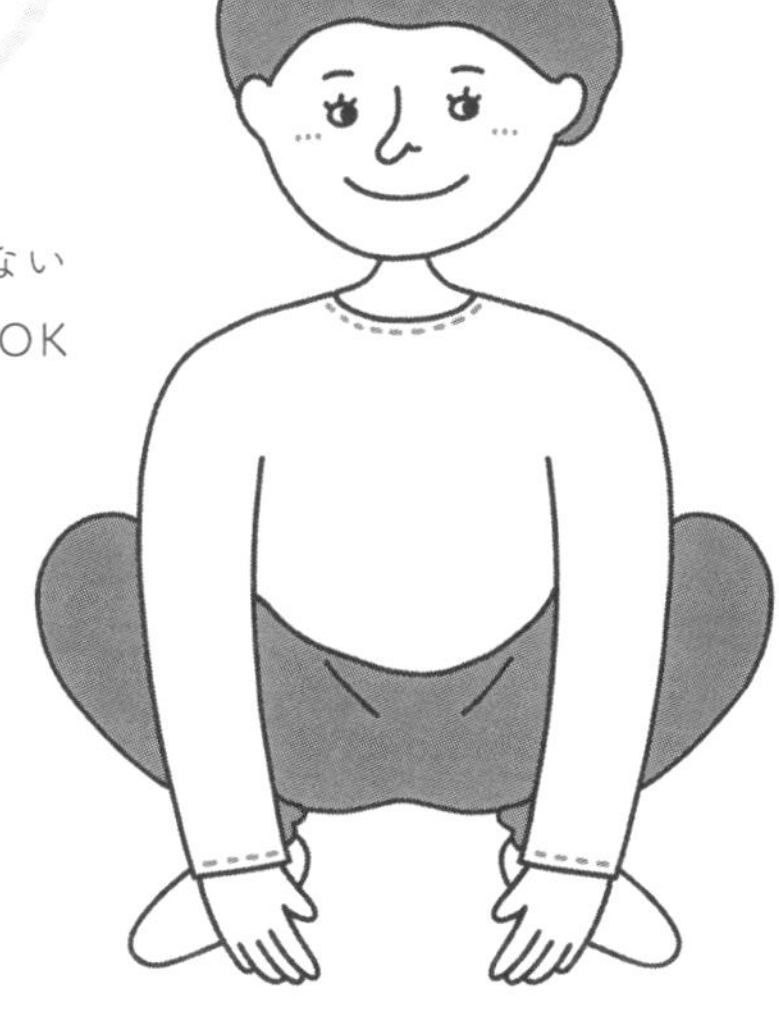

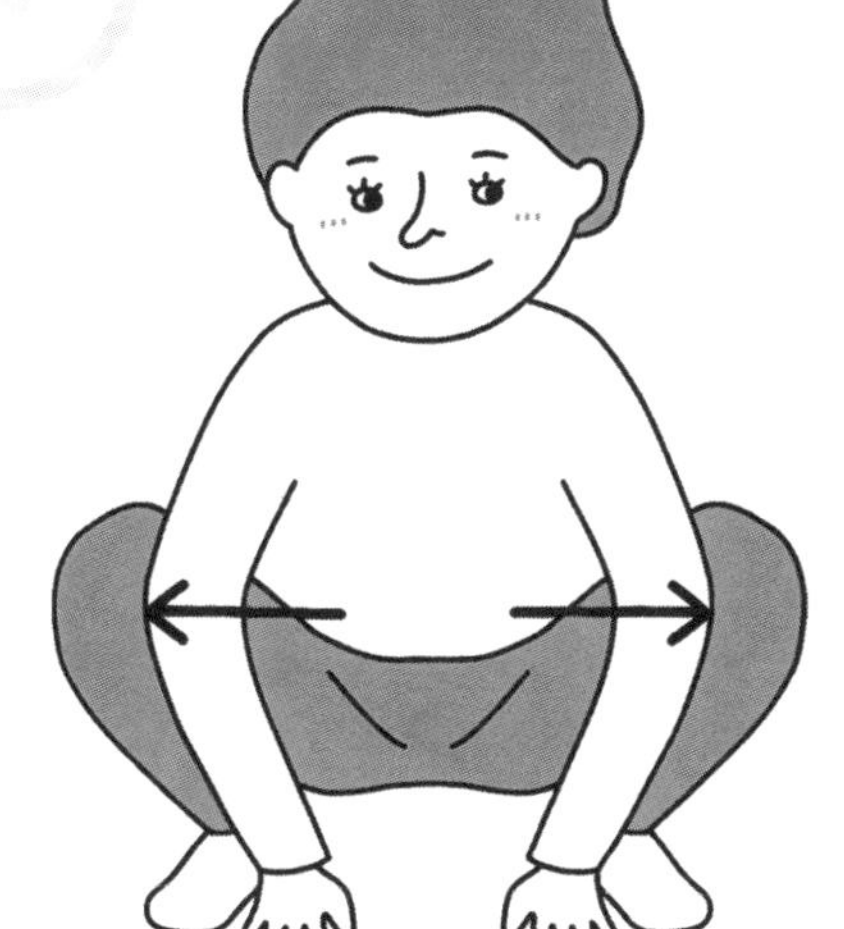

手を床につけたまま②のように
腕の力で両膝を外に押す

腰痛　膝痛　血流　リンパ　猫背　姿勢
ぽっこりお腹　便秘

股関節は硬いから……とあきらめている場合ではない

- 股関節の動きが悪くなると腰や膝に負担がかかる
- 腰痛や膝痛の原因になる
- 代謝が落ち、むくみや冷え症になる

世の中には股関節を柔らかくするための動画が溢れていますが、どうして股関節が硬いとダメなのか。

硬いまま放置すると体にどう影響するのか、ご存知ですか？

まずは股関節の役割からお話しすると、股関節は骨盤の左右に位置して胴体と両脚をつないでおり、私たちの体重を支え、立つ、歩く、走る、しゃがむといった多くの日常生活の基本動作に欠かせない重要な役割を果たしています。

そのうえで、体を動かさないでいると、途端に硬くなって動かしにくくなるのも股関節。

座っている時間が長いと、股関節周りやお尻の筋肉が硬く縮んでしまいます。

そうなると骨盤の動きも悪くなり歩行の際、脚を出す動きにも制限がかかります。

股関節の動きに制限がかかると、別の部位でカバーしようとするため、腰や膝に負担がかかり、腰痛や膝痛、怪我の原因にもなりかねません。

ちなみに、股関節には普通に歩いていても体重の2～3倍、階段の上り下りは約5倍くらいの力がかかるといわれています。

また、**股関節の動きが悪くなると、股関節周辺の筋肉のコリによって血液やリンパの流れが悪くなり代謝も落ちて冷えやむくみが生じてきます。**

その他には、

・猫背・姿勢が悪くなる
・ぽっこりお腹
・便秘

といった症状があらわれます。

これらを予防、改善するためには股関節の柔軟性がとても大事です。

股関節硬いから……なんてあきらめている場合ではありません！

50代からでも全然大丈夫です。

いつまでも美しく健康で生きていくためには、少しずつでも股関節の柔軟性を目指していきましょう。

ここからは、股関節の動きが劇的に変わる方法をご紹介していきます。

行うことで股関節が柔軟になるだけでなく、膝が軽く感じられるようになります。

股関節の動きはコレで激変！

お尻の筋肉を
ほぐしていけば、
股関節周りを
全体的に柔らかく
する効果が
期待できます

1

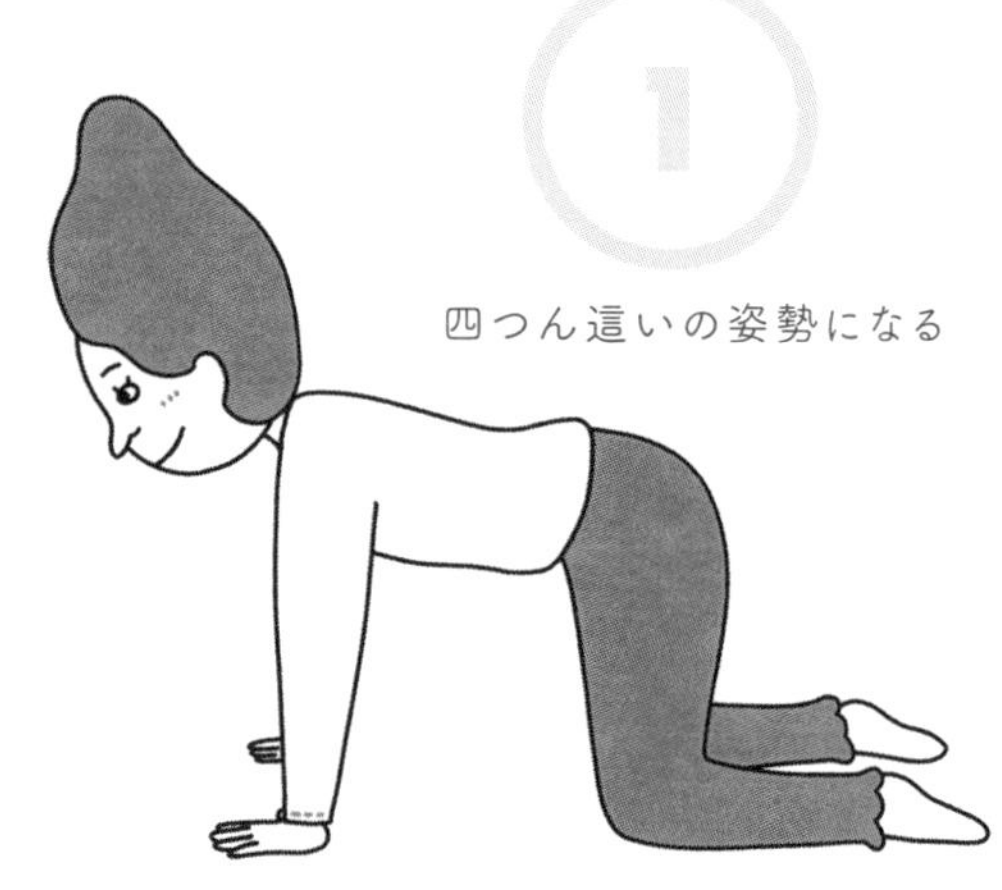

四つん這いの姿勢になる

2

片脚を前に出して外側に倒して反対の脚は後ろに引く
両ひじを床についてこのまま30秒キープ
このとき、前に出しているほうのお尻が伸びているのを感じたらOK

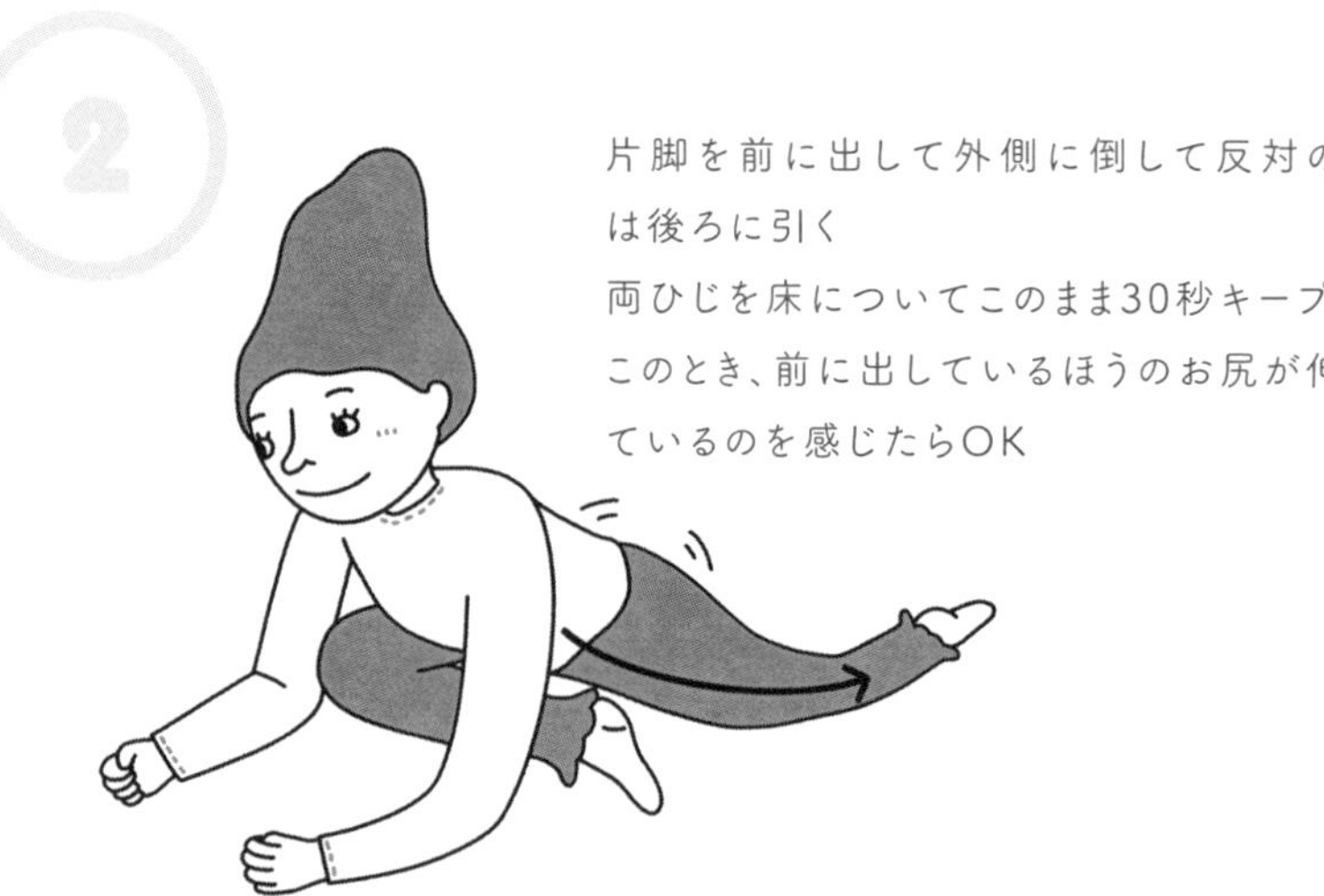

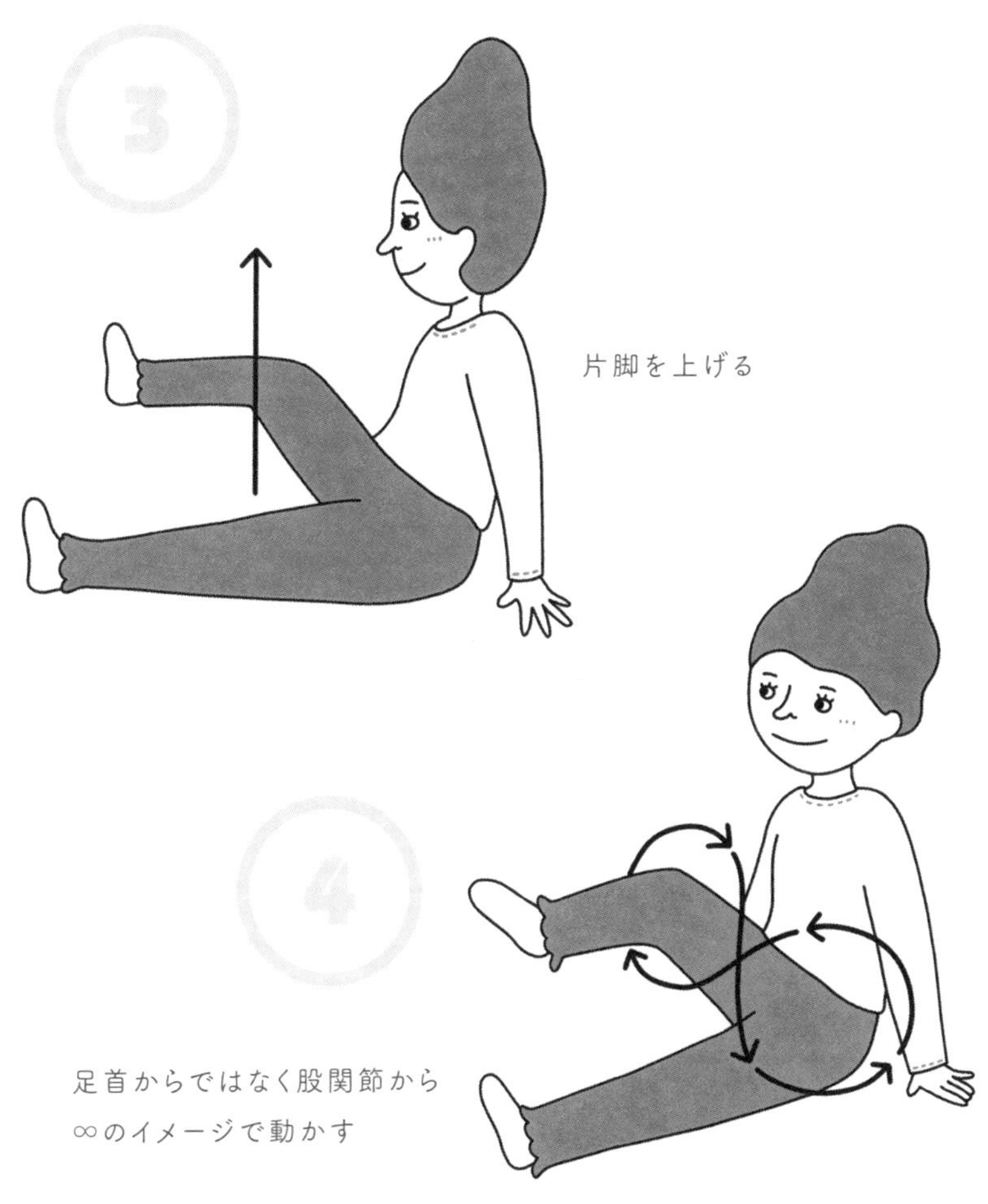

まずは眼球運動42・43pとスワイショウ46〜48pをしてから行うと効果がさらにup!

代謝　冷え　むくみ　腰痛　猫背

股関節がみるみるゆるむ腰割り

●相撲の基礎的な運動の一つ
●体の柔軟性やバランス感覚を高める
●難しい場合は椅子に腰を落とすとこからスタート

腰割りって、あまり耳にしないかもしれませんが、効果はすごいのです。

腰割りは、相撲等の基礎的な運動の一つで、体の柔軟性やバランス感覚を高める効果があります。

動きは一見するとスクワットに似ています。

1日に1回、チャレンジしてみて難しいと思う方は、椅子に腰を落とすことを前提にチャレンジしてみてください！

腰割りの効果は、

1 股関節の可動域を広げる大腰筋を強化し柔軟にする
2 代謝を上げる
3 冷え、むくみ、腰痛の改善、猫背の改善

等、さまざまな効果が期待できるのでオススメです。

腰割りで股関節が柔らかくなると、生活のいろいろな場面で動作がラクになります。

しゃがむときも腰を痛めるリスクが少なくなります。

余裕があれば肩を内側に入れる、肩甲骨を滑らせるように前に出します。

日常の動作がスムーズにできるようになる

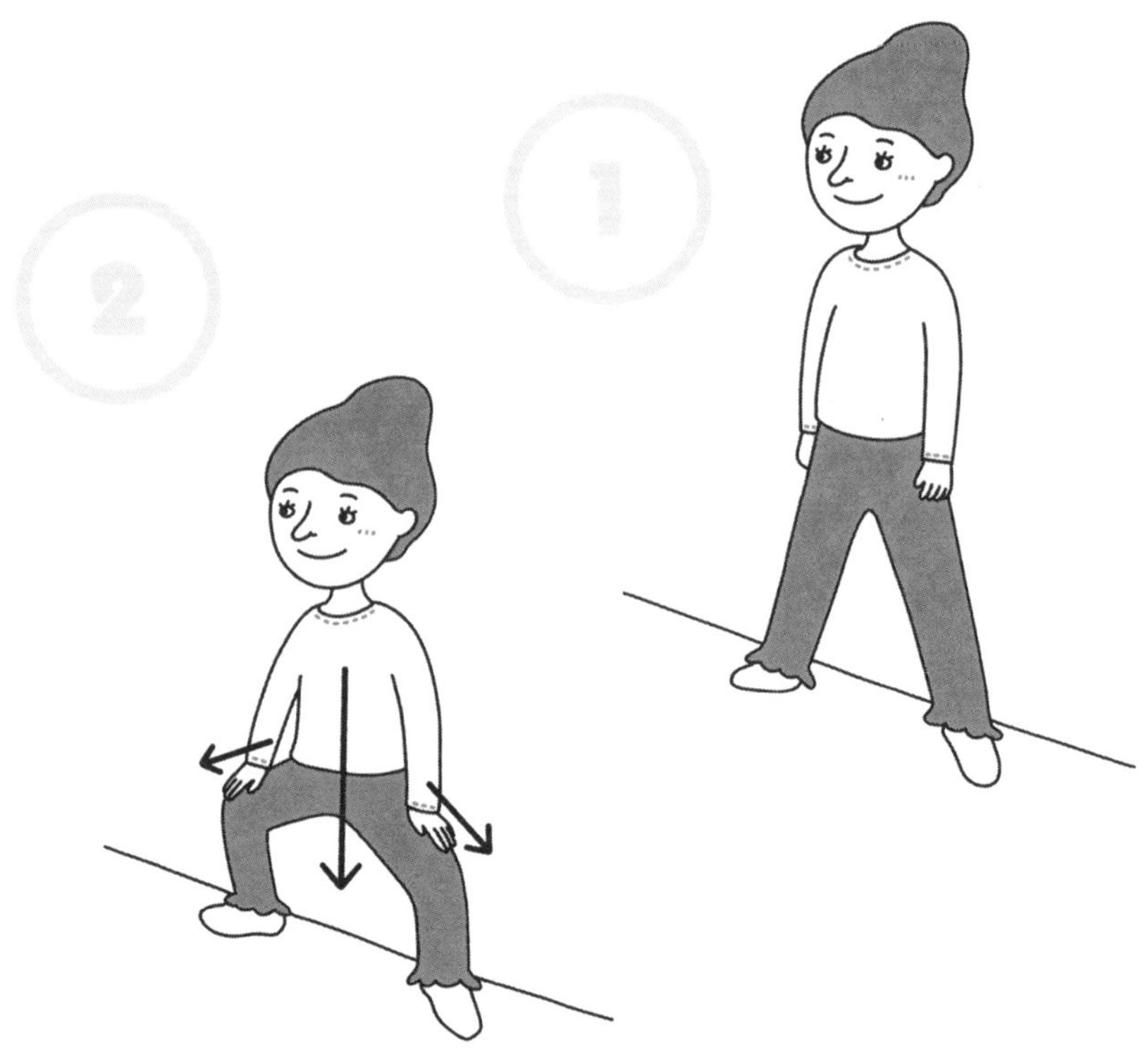

ポイント

・膝が内側を向かないように注意すること・膝と足の人差し指は同じ方向を向くようにすること・手やひじで無理やり外側に押さないように！
・膝は真横に開くというより外旋（外側に回す）させるように！
・余裕があれば肩を内側に入れる、肩甲骨を滑らせるように前に出します。

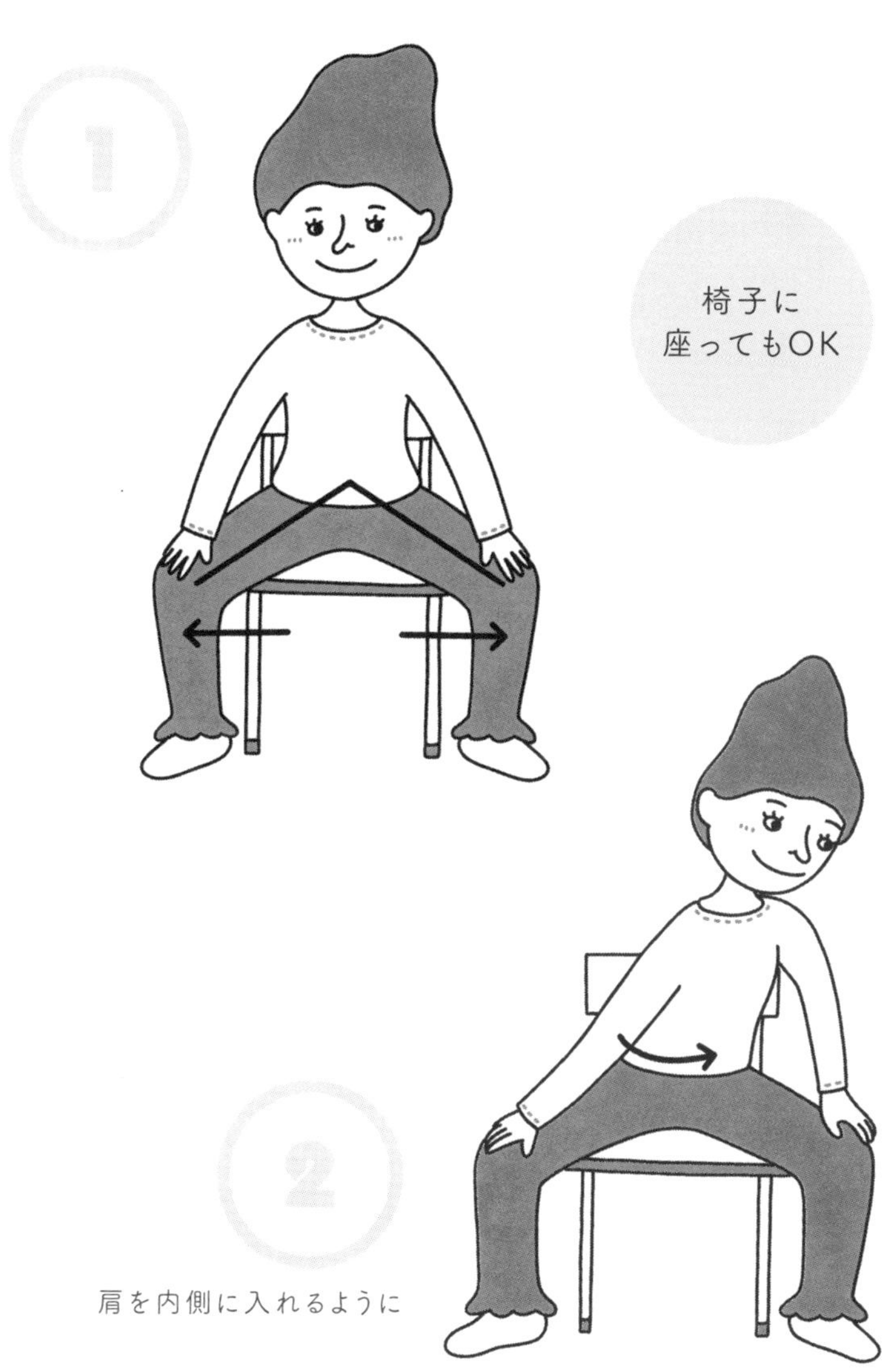
1
椅子に
座ってもOK
2
肩を内側に入れるように

座りっぱなしのときはお尻はぺったんこ

●座っている間お尻の筋肉は押し潰されたまま

●座りっぱなしは坐骨周りが硬くなる

●坐骨を持ち上げるようほぐすことで垂れ尻防止に

座りっぱなしだとお尻って痛くなりますよね。

お尻の筋肉は座っている間、長時間ずっと押し潰されています。


はい、もうペタンコ状態。

そんなときはお尻の坐骨をほぐしてあげてください。坐骨はお尻の下のほうに手を当てると触れる骨です。

ずっと座りっぱなしだと坐骨周りが硬くなってしまいます。


坐骨はもも裏の筋肉ともつながっているので、硬いままにしておくと垂れ尻の原因にもなります。


しっかり坐骨周りをほぐすようにしてみてください。

ほぐしローラーがなくても手でも大丈夫。

坐骨を持ち上げるようにほぐすと、垂れ尻防止にもなります。

硬いままにしておくと“垂れ尻”の原因に

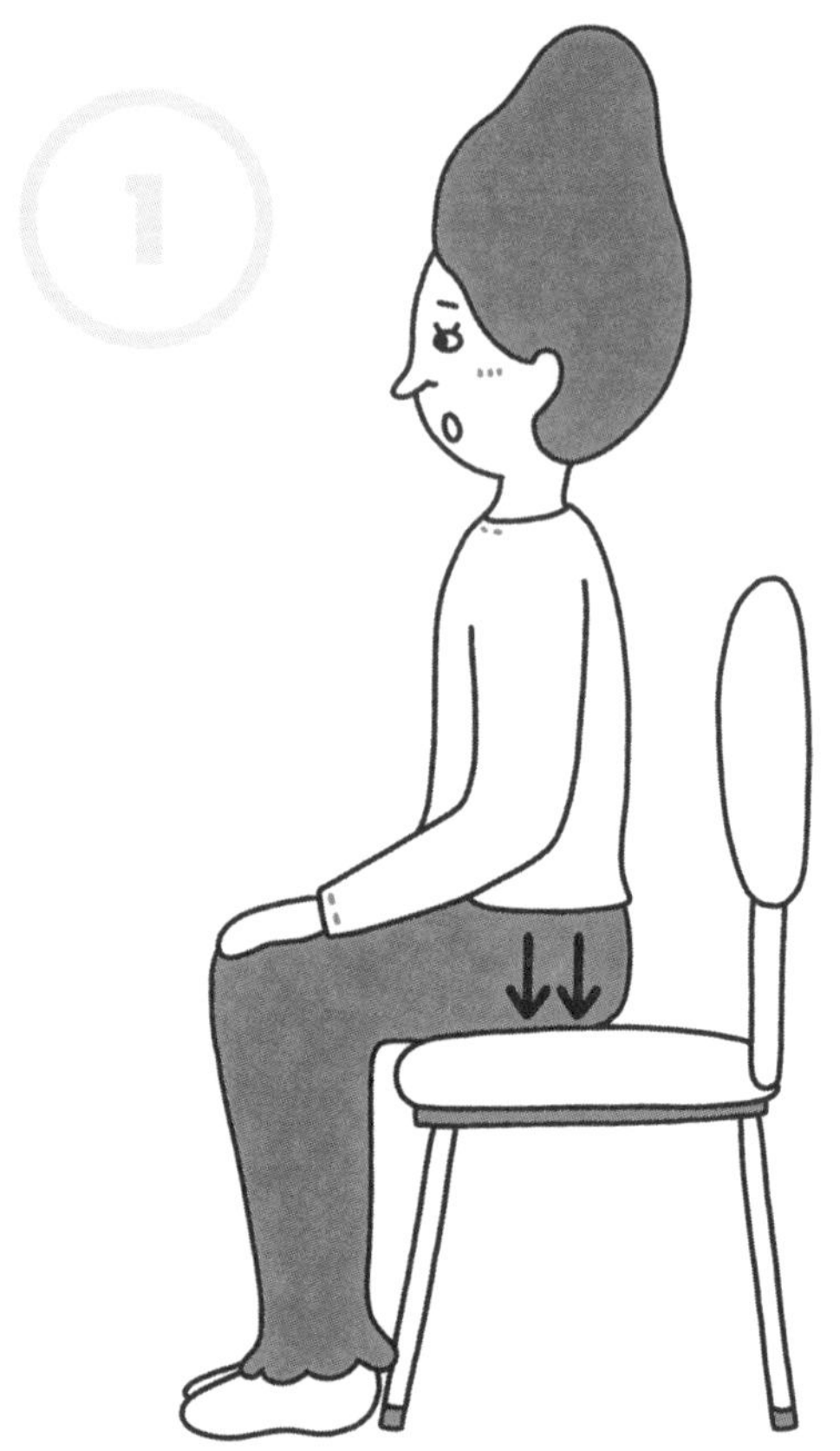

座っている間お尻の筋肉は押し潰されたまま!

両手でお尻の下にある
坐骨を触る

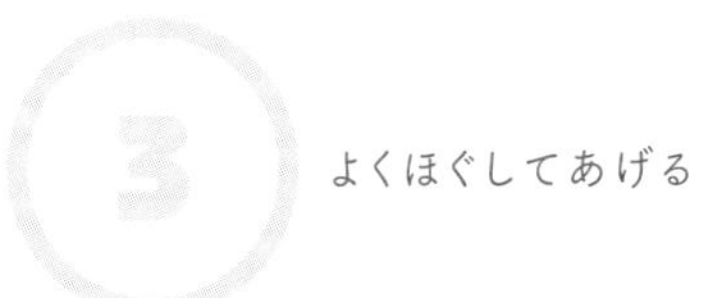

よくほぐしてあげる

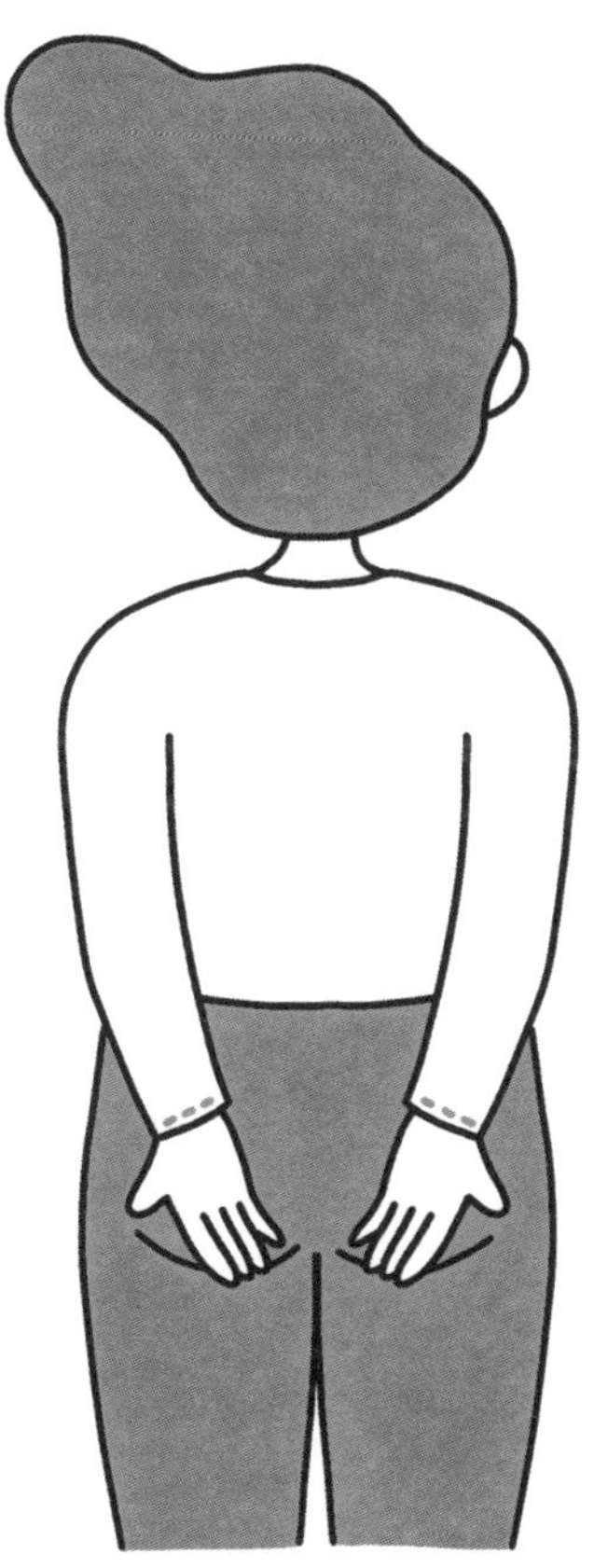

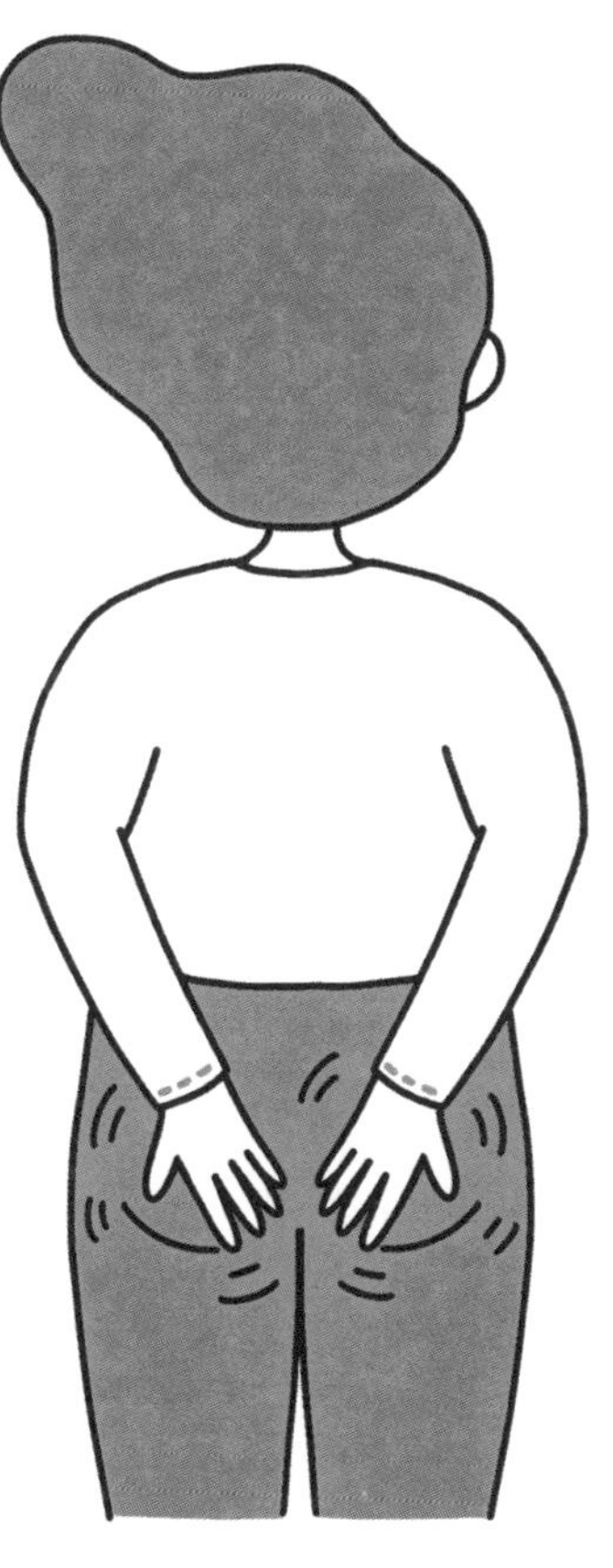

疲れて何もしたくない日はこれだけでOK

●耳のどこを引っ張っても、なんらかの効果が期待できる

●眉毛の奥にある骨をつかむくらいの気持ちで

●眼精疲労が解消され目元がぱっちりに

人間の耳には全身に対応したツボがあります。

ですから、どこを持って引っ張っても、なんらかの効果が期待できます。

疲れた体がリセットされるだけでなく、肩こり、冷え性、イライラ、不眠など、免疫力もアップします！

あらゆる心身の不調に効果的。

また、自律神経の乱れも整える効果もあります。

それからもう一つ、「皺眉筋（しゅうびきん）」にアプローチする方法もオススメです。これは眉毛の筋肉、首のコリにも効果的ですが、瞼の重み、眉間の皺をケアする効果があります。

特に眉毛の奥にある骨をつかむくらいの気持ちでまんべんなくしっかり皺眉筋を捉えてください。

これだけで目元全体の「たるみ予防」にもなります。

ぜひ、日常に取り入れて疲れを残さず、眼精疲労も解消されて目元もぱっちりで快適な日々をお送りください。

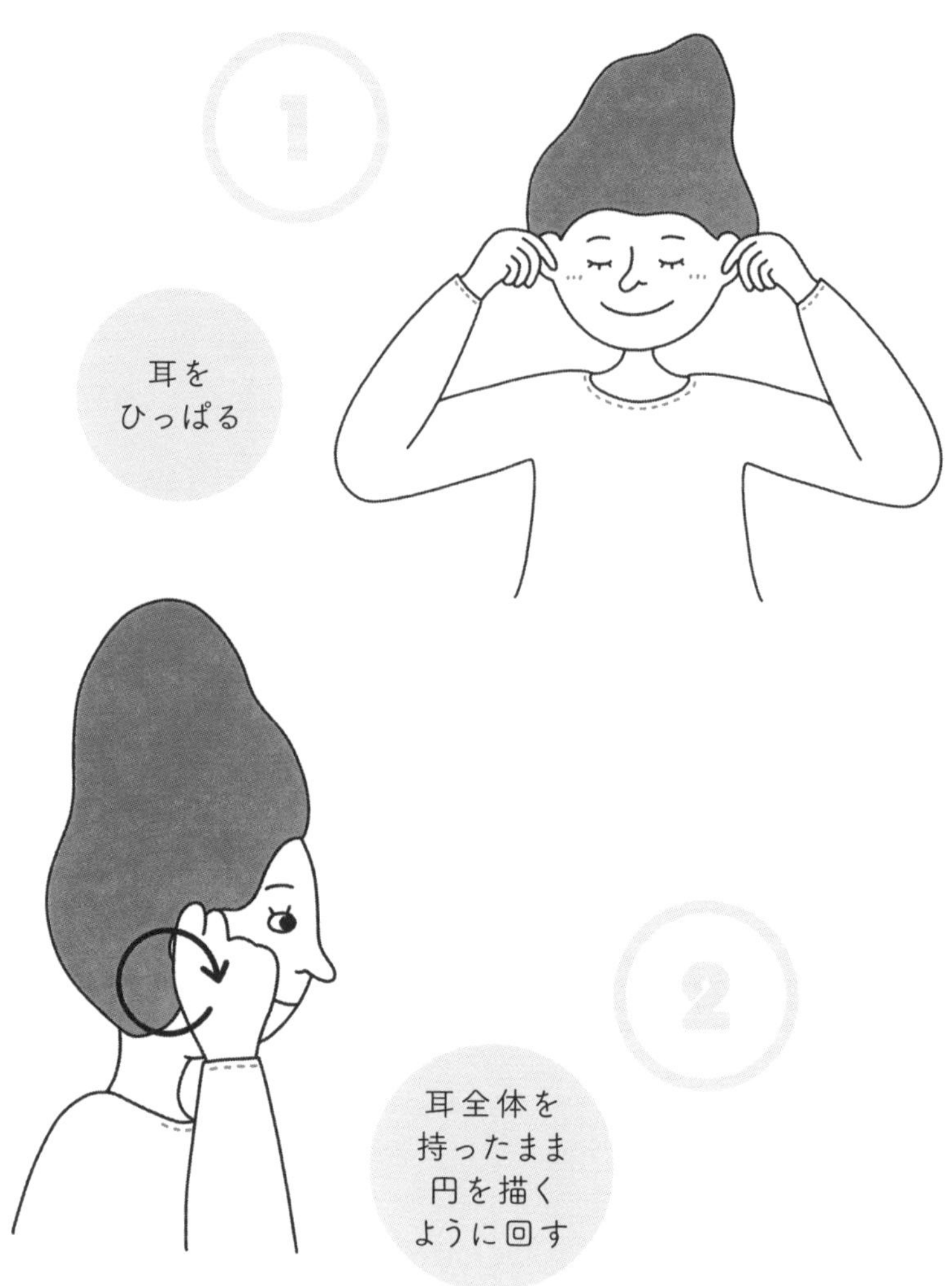
1
耳を
ひっぱる
2
耳全体を
持ったまま
円を描く
ように回す

お手軽に心身がリラックス

皺眉筋にアプローチ
眉の奥にある骨をつかむくらいの
気持ちで捉え動かす
眉頭から眉尻まで10往復

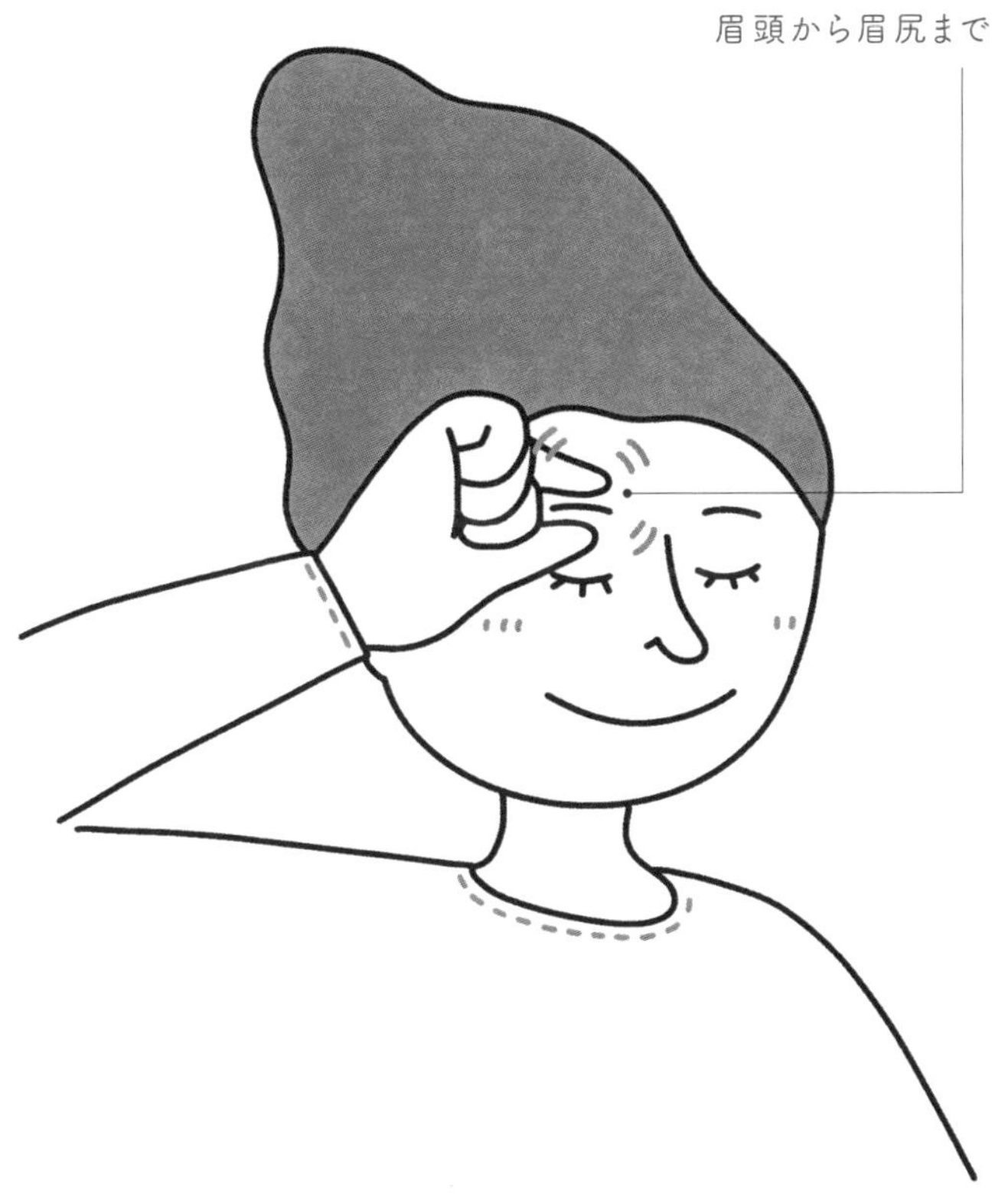

part

5

Adult women's encyclopedia

内側から
キレイになって
「調子がいい」が
ずっと続く

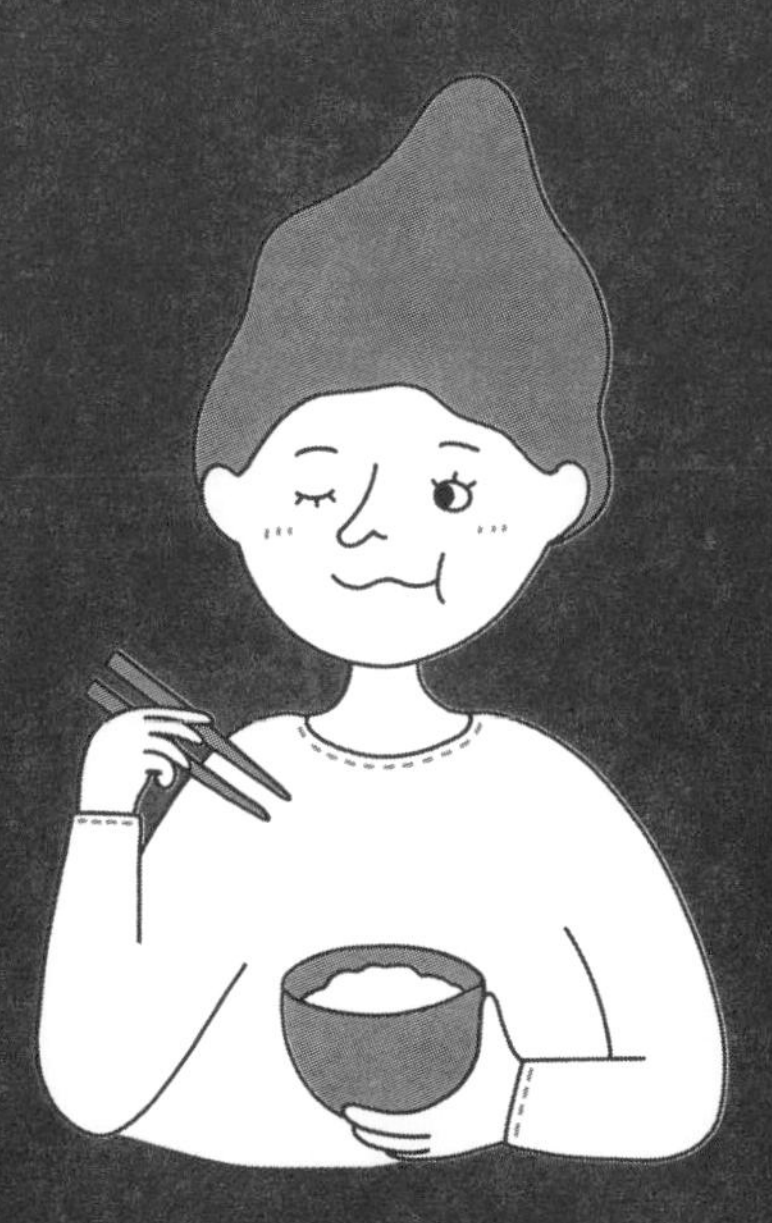

ダイエットのための運動
食事制限
必死に行っているのに、ちっとも効果が出ない……

思い通りにならないのは、少しポイントがズレていただけです
ストレスをためずにスイスイできてキレイになれる
調子がいい毎日が訪れるヒントををお伝えしていきましょう

運動ではやせない

- やせるための運動ほど非効率なものはない
- 運動の本来の目的は活動的な生活が送れるようになること
- キツイ運動よりも栄養や姿勢をよくしたほうが早道

やせるためには、まずは運動をしなきゃと思っていませんか？

しかもかなりキツイ筋トレやランニングなど、毎日頑張ってやらないと脂肪は燃えないからと……。

でも残念ながら、運動で消費できるカロリーはほんのわずかなのです。

たとえば体重50kgの人が、時速約8kmのランニング30分で消費できるエネルギー量はわずか200kcal、これはピザ1切分にしかなりません。

この数字を見ても「やせるための運動」ほど、非効率なものはないですね。

一方で、「今日は運動したから」と、いつも以上に食べてしまっていませんか？

私もかつては経験者です。

もちろん、運動は体によいことは間違いないのです。

運動によって脳が活性化されたり、生活の質が向上することで高血圧や糖尿病等、「生活習慣病」の予防になります。

気分がよくなってストレス発散もできます。**運動の本来の目的は活動的な生活を送ることができるようになる体の土台づくりです。**

もし、あなたが健康的にやせたいのでしたら、キツイ運動をする前にまずは栄養をしっかりとって筋肉をつけて、姿勢を正しくすることのほうが大事なのです。

ランニング30分で消費できるカロリーはたったピザ1切分

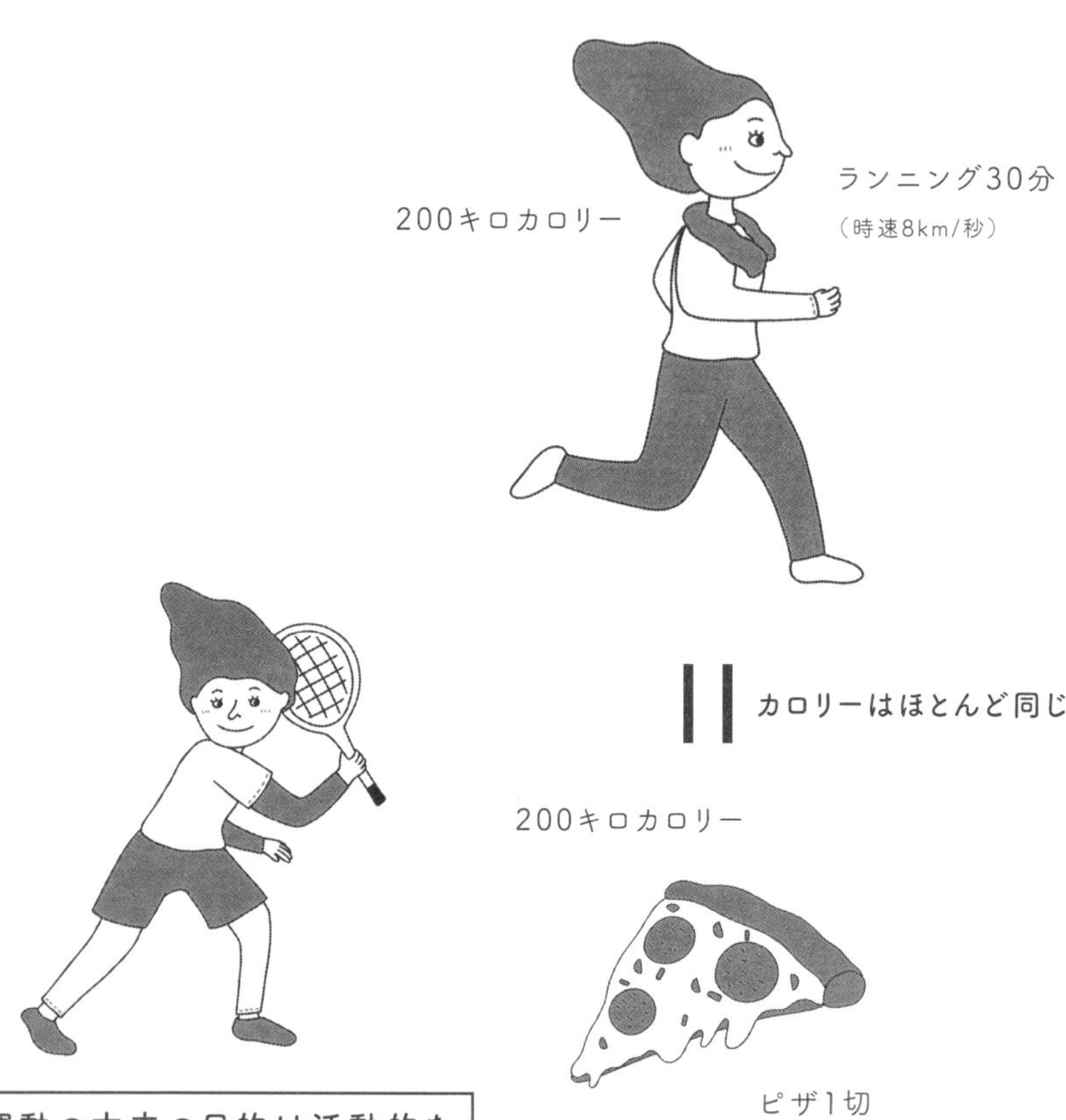

運動の本来の目的は活動的な生活ができる土台づくり

ダイエット 食生活

やせたいのなら正しく食べるべし

●食事制限の前に何をとっているのかを振り返ること

●タンパク質の1日の必要量は体重1キログラムに対して1グラム

●食べない選択ではなく、食べる選択が大切

「とにかく早くやせたい！」と思うと、食べたいものを我慢して、「食事制限」という傾向になりがちです。

私も大学生の頃に極端な食事制限をして体重を落としたことがあります。

ただ、かなりのストレスで長くは続きませんでした。

確かに食べなければ体重は落ちます。

でも、**落ちるのは体重だけでなく、食事制限による栄養不足から代謝も落ちてしまいます。**

つまり結果的にやせにくい体になってしまうのですね。

自分の体験からも実感するのですが、大切なことはやみくもに食事を制限するのではなく、今の体重になっているのは何をとり過ぎているのかを知ることなのです。

私達は日常、食べ物から栄養素を取り込んで、その栄養素が体内でエネルギーを生み出したり、筋肉や細胞をつくり出すという役割を分担して働いています。

特に代表的な栄養素としては、炭水化物、タンパク質、脂質という三大栄養素を摂取していますが、この三大栄養素だけがエネルギーを持っています。

太る人に多く見られる傾向は、この三大栄養素の中でも炭水化物と脂質をとりすぎている、そしてタンパク質、ビタミン、ミネラルが圧倒的に不足していることです。日々の食事において最も摂取してほしい栄養素はタンパク質です。

その理由は、まさに、筋肉、骨、内臓、皮膚、血液等の体をつくる成分になっているからです。

それとは逆に**炭水化物や脂質は主にエネルギー源なので、とりすぎてしまうと、使いきれずに余った分は「体脂肪」として蓄えられることになるのです。**

ちなみにタンパク質の一日の必要量は体重1kgあたり1gとされています。50kgの女性だとしたら、50gは必要だということです。

このように食事制限をしても、本来とるべき栄養素が足りないために、代謝が落ちて逆に太ってしまうことも考えられます。

健康的にやせたいのであれば、食べないのではなくて、まずは必要な栄養素をしっかりとって正しく食べることが大切なのです。

タンパク質の1日の必要量は

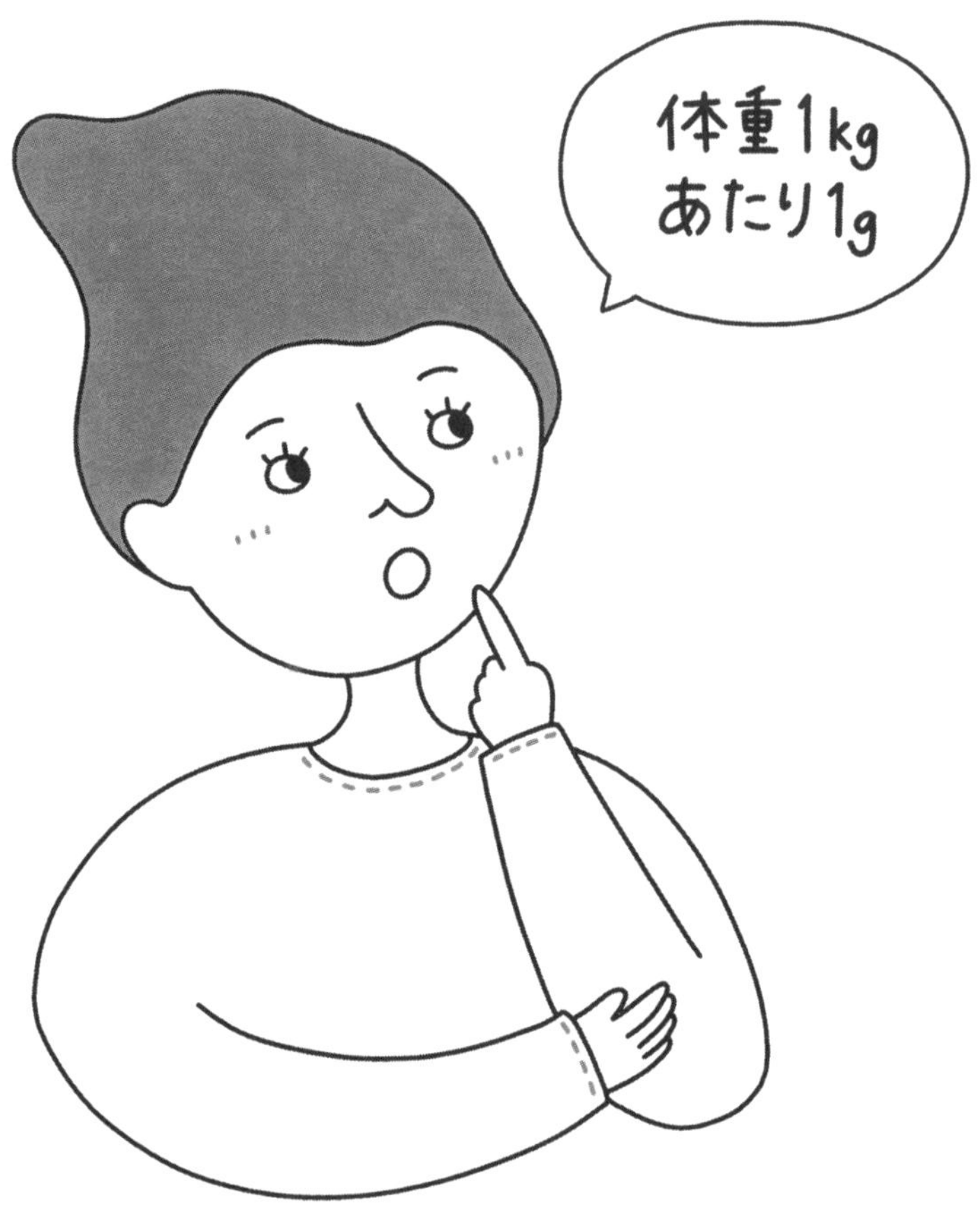

ダイエット 代謝

どんどんやせにくくなるのはどうして？

●基礎代謝が落ちるのは加齢とともに筋肉が年1％落ちてしまうから

●よく噛むことがよいのは確固たる理由がある

●内臓の働きを高めるには自律神経を整えること

若い頃と食べているものや量は変わらないのに、どうしてやせにくくなるの？って思いませんか？

はい、やせにくくなる一番の原因は代謝が落ちるからです。

代謝ってよく聞くけどどういうこと？

簡単にいうと、食べた栄養素を体内でどう使うのかということ。

つまり、食べたものが皮膚や骨、筋肉といった体の構成要素に変えること、そして、炭水化物を食べて体内でブドウ糖に変えて日常、運動時のエネルギーとして消費することです。

代謝には三種類あるのですが、ほぼ70％は基礎代謝です。

基礎代謝という言葉は一度が聞いたことがありますよね。

人間が寝ていても消費されるエネルギーのことです。この基礎代謝が若い頃より確実に落ちてしまうので、どうしてもやせにくくなるのです。

では、なぜ基礎代謝が落ちてしまうのか……。

これは加齢と共に、筋肉が年に1％ずつ落ちていくことが原因とされています。

ただでさえ、**歳を重ねると消化吸収力も落ちてしまうので、タンパク質をたくさん**

とっても若い頃と同じように筋肉がつかないのです。

意外とここが、見落としがちです。

つまり、代謝が落ちる原因は筋肉量の減少だけでなく、内臓の働きの低下にもあるわけですね。

ではその内臓の働きをアップするにはどうしたらよいのか……。

それはよく噛んで「食べる」こと。

そうすることで内臓力を高めることができます。

そしてもう一つ大事なのは、自律神経を整えることです。

自律神経には交感神経と副交感神経がありますが、体を緊張させる交感神経ではなく、リラックスさせる副交感神経を優位にすることで内臓に血流が行き渡り、その働きも活性化します。

自律神経は、背骨の両脇を通っていますので、背骨周りをよく動かすことで刺激されて調整されるようになります。

まさに背骨周りを動かす体芯力体操が効果的ですね。

食生活　代謝

味噌汁の威力

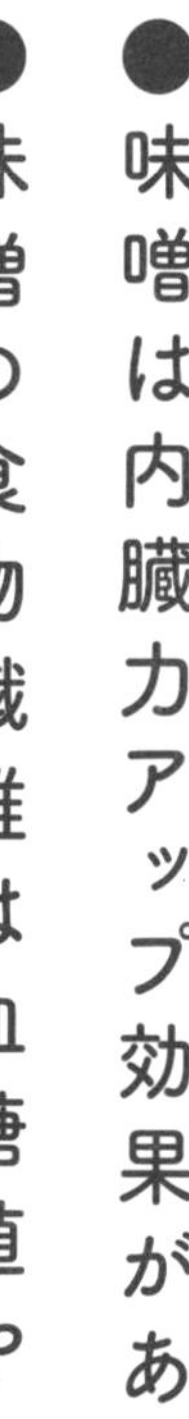

●味噌は内臓力アップ効果がある

●味噌の食物繊維は血糖値や血圧の上昇抑制をする

●朝飲むことで体が温まり、ビタミンB群の働きが活性化する

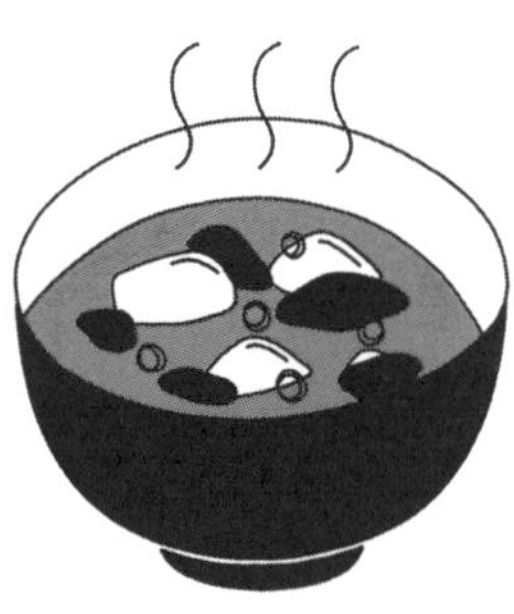

皆さんは味噌汁って飲んでますか？　私の家では家族皆が好きで朝に晩に欠かせないものになっています。味噌汁は一般的に体によいといわれますが、改めてどんな効果があるのか、そこを知ると普段飲まない人も、きっと毎日の食事に取り入れたくなるかもしれません。まず、味噌は発酵食品だというところです。

発酵食品は、消化、吸収、排出力を促す効果があります。

味噌の主な原料である大豆には食物繊維、サポニン、ポリフェノールが多く含まれていて、良質なアミノ酸も豊富なため、内臓力アップの効果が期待できます。

また、**大豆には脳にいいといわれる栄養素「レシチン」があって、記憶力、判断力、集中力を高めるといわれています。**

味噌に多く含まれる食物繊維ですが、食物繊維は腸の調子を整えて便通をスムーズにしたり、血糖値や血圧の上昇抑制にも効果があります。

では、朝晩どちらに飲むのが効果的なのか……。もちろん、それぞれに効果はあるのですが、朝、一杯の温かいお味噌汁を飲むことで、体がポカポカと温まって、代謝に深い関わりを持つビタミンB群の働きが活性化してエネルギーチャージできます。

一日を疲れにくくエネルギッシュに過ごすためには朝のお味噌汁、ぜひ、毎日取り入れたいですね。

大事なのは食べ方、順番

- 好きなものを好きなだけ食べるということではない
- 気をつけたいのは血糖値の乱高下
- はじめに口にするのは温かいもの

私は、お客様からも友人からも食生活についてよく聞かれることがあります。それは「今の体型をキープできているのは、お酒はもちろんのこと？ 肉とか揚げ物とか甘いものとか普段食べないようにしているのでしょ？」ということ。そして、朝はフルーツとスムージーだけです……という感じで、米は食べませんという感じです。

いえいえ、それはとんでもない想像で、私はお酒も好きで普通に飲みますし、お肉も食べて、揚げ物もむしろ好んで食べています。

そして甘いものも好きだし、朝からしっかりご飯を食べています。

大学時代に無理な食事制限からのストレスで体調不良になった経験から、食べたいものを食べないという我慢は一切しなくなりました。

ただ、だからといって、むやみに好きなだけ食べているかといえばもちろんそうではなくて、必ず気をつけていることが5つ程あります。それは、

- **食べる順番として一番は汁物から（いきなり糖質をとらない）**
- **とにかくよく噛む**
- **空腹時にいきなり甘いものは食べない**
- **食後に常温の水をちょくちょく飲む**

・**タンパク質を意識してとる**

こんな感じです。こんなことなら、誰でもできそうではないですか？

とにかく私が気をつけているのは、**血糖値を乱高下させないようにすること**です。

この乱高下によって、脂肪が蓄積しやすくなってしまいます。

ですから、食事の際、一番に口にするのを温かい「汁物」にすることによって、内臓を温めて満足感を感じさせること。

そのうえでよく噛んで食べることで満腹中枢が働くので、食べ過ぎの防止や血糖値を安定させることができます。


食べ順については、世の中的にはいろいろ説はありますので、この食べ方が絶対ということはありませんが、少なくとも私が今の体型を、まったく大した努力や我慢をしないで維持できているのは、この方法一択なのです。

気をつけたい5つのポイント

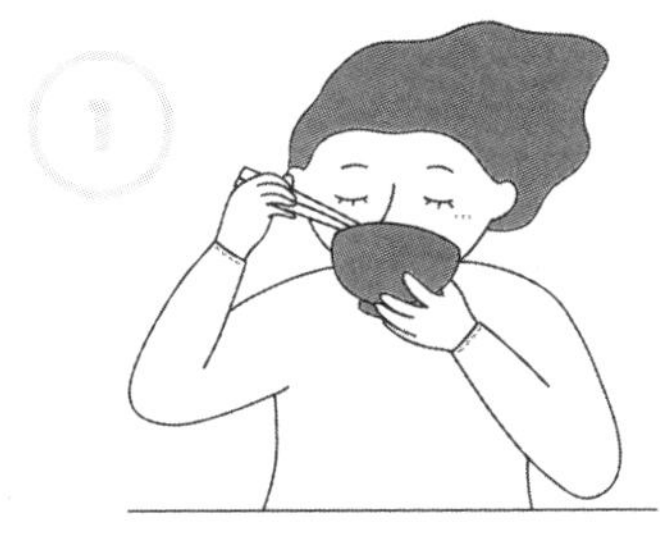

食べる順番として一番は汁物から
（いきなり糖質をとらない）

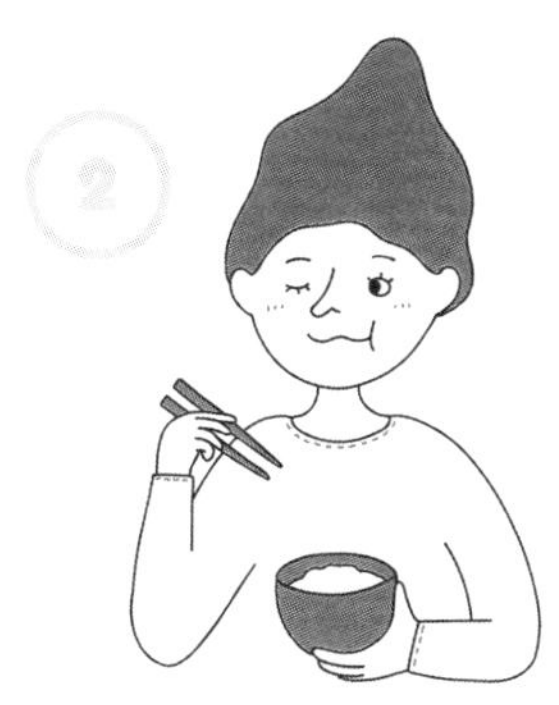

とにかくよく噛む

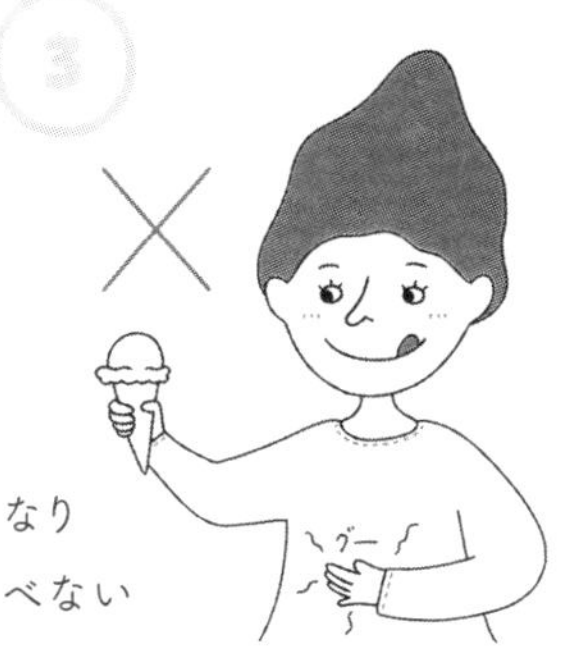

空腹時にいきなり
甘いものは食べない

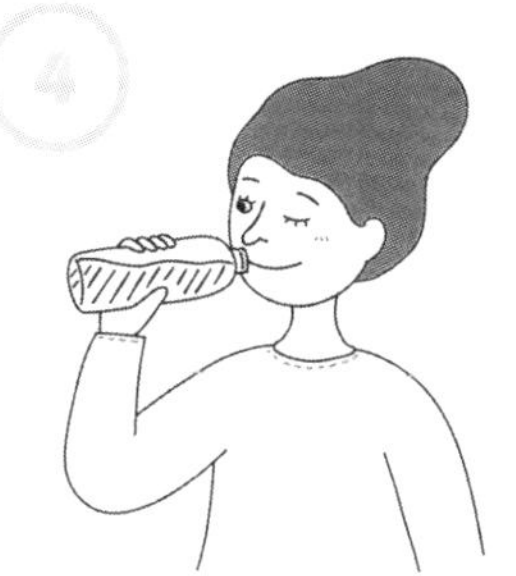

食後に常温の水を
ちょくちょく飲む

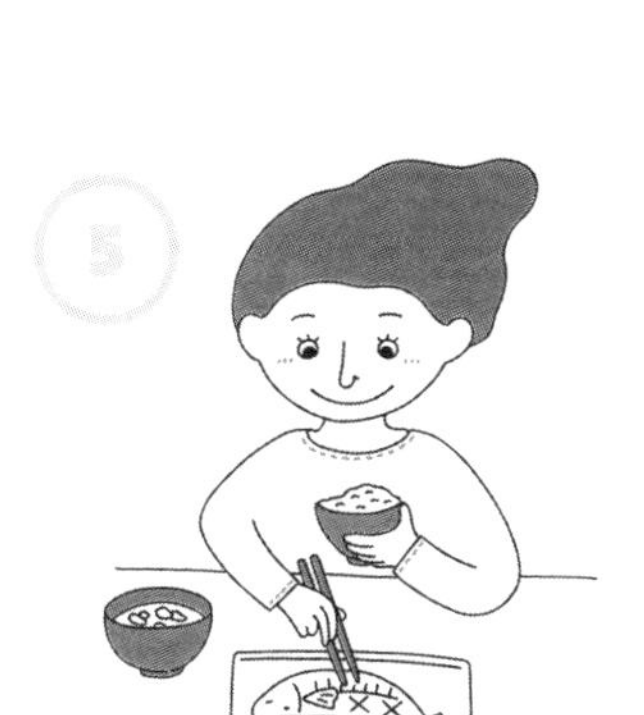

タンパク質を意識してとる

食生活　代謝

食べ過ぎた翌日にしたい3つのこと

●後悔するのではなくリセットすることに視点を置く

●溜め込んだ水分が体重増加の原因となっている

●リセットの期限は2日間

まずは大前提として、食べ過ぎたことを後悔しないこと！
「昨日よりも体重が増えている……」かもしれませんが、慌てないで！**ネガティブな気持ちは、体にも反映され勝手に「溜め込み体質」になってしまいます。**

それよりも、気持ちを切り替えて、いかに早く「リセット」できるかがポイントになります。食べ過ぎてしまうことは誰もが経験していることですね。

翌日に体重が増えているのは、食べ過ぎによって脂肪がついてしまったせいだと思われがちですが、実は違います。

脂肪の蓄積スピードはそんなに速くはありません。

では、増えた分の数値は一体何が原因なのか？

それは、前日の食べ過ぎによって引き起こされる、「むくみ」が原因だといわれています。塩分をとり過ぎた体は、その濃度を薄めようと体内に水分を溜め込み、むくみを引き起こします。

体は重たくなっているかもしれませんが、この溜め込んだ水分の重さが原因です。

脂肪になったわけではないので、心配は無用です！

リセットのポイントは、食べ過ぎた後は2日以内に調整することです。

1日くらい食べ過ぎても、すぐに太るわけでなく、「エネルギーが余った！」と体が認識するまでは約48時間。なので、食べ過ぎてしまったときは48時間内に調整すれば脂肪にならずにすみます！

☆食べ過ぎをリセットするコツ

1　こまめに水分を補給する

食べ過ぎた翌日は、体の中に滞りがちな水分を体外に排出することで、むくみを改善できます。こまめに水分補給をして排尿や排便を促すようにしましょう。

また、起きてすぐは、冷たい水ではなく白湯にすることで内臓が温まり、代謝をよくする効果が期待できます。

2　次の食事のタイミング

食べ過ぎの状態は「糖」や「油」の過剰摂取になっています。

これらをエネルギーとして使い切る前に次の食事をとると、脂肪として蓄えられてしまいます。脂肪になる前にリセットするには、朝だから、昼だからと時間ではなく、お腹が空いてから次の食事をとることを意識しましょう！

3　代謝を促す食材をとる

「糖」や「油」をエネルギーに変えて、代謝を助けるための栄養素は、

- 卵、肉、魚などのタンパク質
- 大豆製品、海藻類

です。

また、食物繊維やビタミンB群を含む食材も、三大栄養素（炭水化物、タンパク質、脂質）の代謝を促す作用があります。

ちなみに水溶性食物繊維は、胃で消化されたものが腸に運ばれた際、脂肪として吸収される前に、排出するのを促してくれる働きがあるとされています。

調整食のポイントとしては、

- **消化にエネルギーを使う小麦製品はなるべく控える**
- **ご飯、パン、麺などの炭水化物（糖質）は少なめにして、その分、野菜やタンパク質、味噌汁を食べる**
- **カリウムを多く含む食材を摂取する**

余分な塩分を排出する効果があるので、むくみ対策にオススメ！

（カリウムを多く含む食材としては海藻、ひじき、納豆、バナナ等）

4　食べ方のポイント

とにかくよく噛んでゆっくり食べましょう！

1回の食事で20分以上はかけることです。

脂肪が多い人は、食べるスピードが早い傾向にあります（もしくはあまり噛まずに飲み込んでしまっている）。

たくさん噛むことで消化酵素が出て、胃で消化しやすくなります。

ダイエット

ダイエットするなら脳に気づかれないことが大事

●急なストイックなダイエットはやせにくい体になる

●ゆるやかに少しずつ行う

●頑張らなくてもよいことから始める

ダイエットだけでなく、運動も同じですが、「今日から始める！」となったら、とにかくアクセル全開で、いきなりキツイことから始めてしまう方がとても多いようです。

たとえば、「今日から甘いものは食べない！」「夜は食べると太りそうだから食べない！」等、とかくいきなり「食べない」選択をしてしまいがち。

だからストレスになって続かなくなるのですよね。

そうしていきなり食事量が減るとどうなるか……。

最初は確かに体重は落ちるかもしれませんが、体からすると「栄養素やエネルギーが入ってこない！　大変だ！」となるわけです。

となると、**まず基礎代謝が低下します。**基礎代謝が低下することで無意識のうちに日常の活動量が低下して、今度はエネルギーを蓄え始めるのです。

つまり、脳からするとエネルギーが入ってこないことで危機を感じて省エネモードになってしまうので、ますますやせにくい体になるわけです。

脳のしくみから考えても、体に負担がかかることは脅威に感じて、脳の抵抗が起こるといわれています。

ではどうすればよいのか……。それはまずはいきなり極端なことから始めないこと

ダイエットをしていることを脳に気づかれてはダメ!

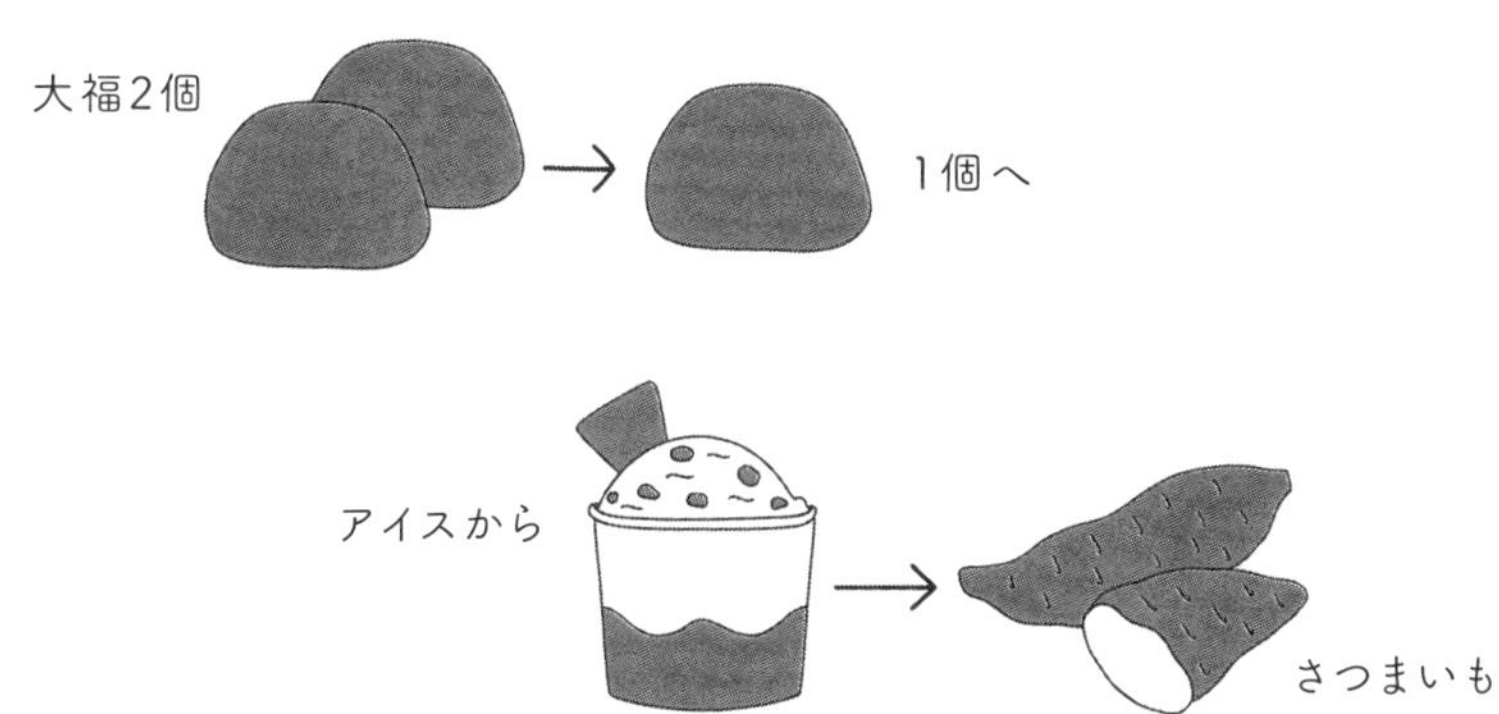

です。今までの日常生活の延長線上で、できることから始めましょう。

たとえば、甘いおやつが習慣になっていたら、いきなりやめるのではなく、食べる量を少しずつ減らしていったり、食べるおやつを健康的なものに変えてみる等……。

そうやって小さな変化であなたの脳にダイエットをしていることに気づかれないようにすることがポイントです。そうすることで体にも負担がなく、ストレスもないので継続できるようになります。

運動も同じでとにかく継続していくことがなによりも大事なので、自分にとって「頑張らなくてもできること」から始めてみてください。

ダイエット

シュークリームは太る？太らない？

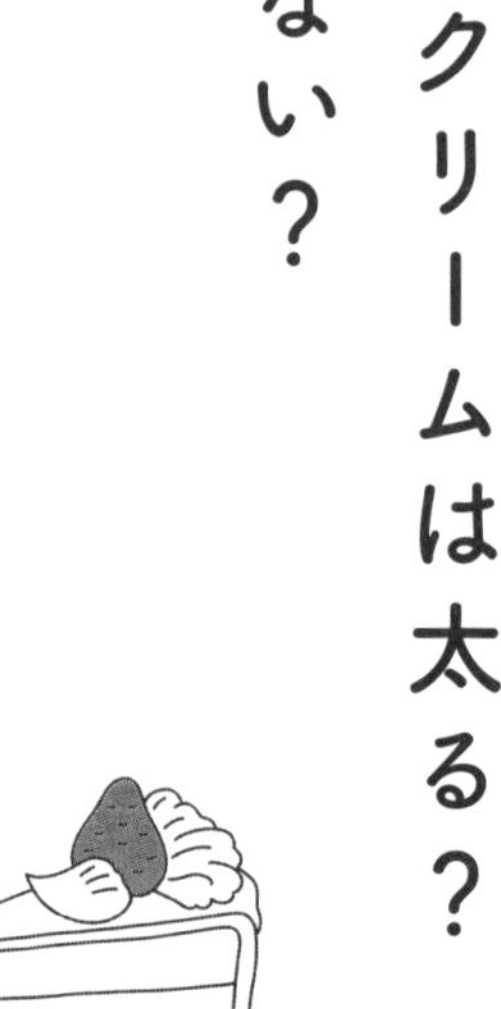

●洋菓子の中では太りにくい

●糖質がケーキやパンよりも低い

●15時前に食べるのがよい

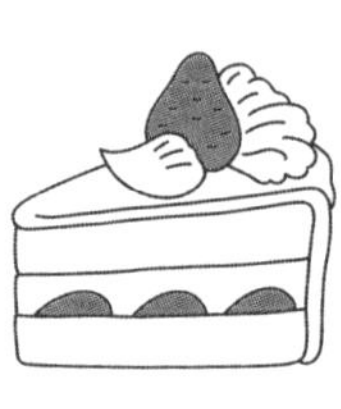

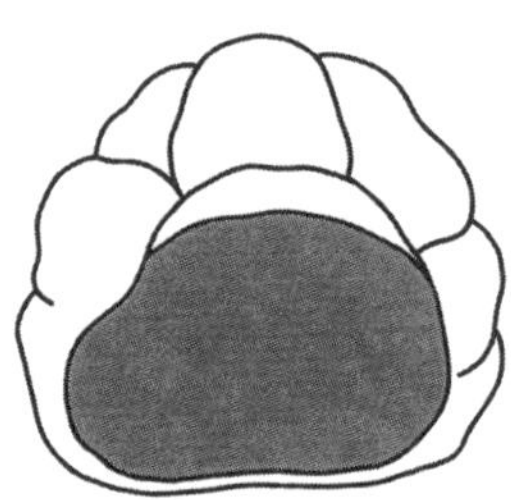

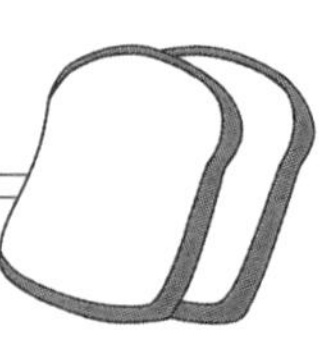

食べても太らないというよりは、「洋菓子の中では太りにくい」という言いかたが正しいかもしれません。

あんなにクリームがたっぷり入っているシュークリームがなぜ食べても太りにくいのか？

それは、他のおやつと比較して糖質が少ないから。

シュークリームの皮は薄いですものね。

また、気になるカロリーですが、シュークリームのカロリーは一般的なもので、約200〜250キロカロリーです。

ちなみにネット上でも記載されていますが、ショートケーキ一切れ366キロカロリー、ドーナツ1個375キロカロリー、モンブランは栗やホイップクリームのカロリーが高いため、約425キロカロリーもあるのですね。

もちろんお店にもよりますからあくまでも一般的なものとしてです。もちろん食べ過ぎは太るのは当たり前！

でもシュークリームのクリームが、パンやケーキのスポンジを食べるよりもよい理由があるのです。

それは、糖質でない成分が多いから！

また、もちろんクリームに砂糖が入っていますが、乳脂肪分、卵のタンパク質も入っている量が多いので、菓子パンよりは、低カロリーですよね。

ただし、クリームは生クリームとカスタードではカスタードの方がカロリーは低め。

ダイエット中でも、食べすぎなければストレスを溜めずに満足感を味わえますね。

1日200キロカロリーくらいのおやつならOK。

これに加えてさらに太らない食べ方として食べる時間帯と食べ方としては、これはシュークリームに限らずですが、おやつを食べても太りにくい時間帯は、お昼ご飯を食べた後、15時くらいまでに食べると理想的！

というのも、脂肪を溜め込みにくいといわれている時間帯でもあるからです。この時間帯に食べることで、カロリーを消費しやすくなり食べても太りにくくなります。

また、ゆっくりと時間をかけて食べることで、血糖値の上昇がゆるやかになり太りにくくなるといわれています。

ダイエット中でも、おやつはダメって自分を追い込まないで、楽しんで食べましょう。

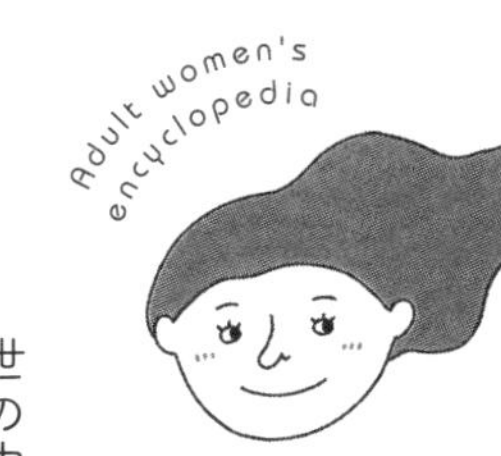

やみくもに鍛えるよりも体の声に耳を澄ませることが大切

世の中に溢れているトレーニング動画は、運動指導者から見ても、ある程度頑張らないとできないものが多いように感じています。

これは一般的に筋トレというと、「頑張るもの、力を入れて行う運動」という認識なので、ある意味、自然なことかもしれません。

また、アスリートやボディビルダーのような体を目指しているのなら、なんの問題もありません。

でも、それ以外の人間にとって、普段の生活の中で頑張る筋トレが、どれだけ必要なのでしょうか？

たとえば50代以降で考えると、ほとんどの人がトレーニングを始めるきっかけは、自分の体の不調を感じたり、今の体に対する不安からではないでしょうか？

だとすると、**実は頑張る、力を入れることはむしろ逆効果になってしまうのです。**

これまでの復習となりますが、**力むことで体に余計な力が入ってその無駄な力みが**

体の痛みやコリの原因となったり、自律神経も乱して疲れ等の原因にもなったりするからでしたね。

ただでさえ今の時代は、ストレスや大量に浴び続けている光やスマホ、パソコンの影響でほとんどの人が無意識に体のどこかに力が入っていて「脱力」ができない状態です。

そうなると当然、呼吸も浅くなってしまいますね。

それならば、頑張る筋トレで体を今以上に緊張させるのではなく、まずは誰にでもできる簡単な運動で力まなくなるようになること。

そのためにはキツイことや難しいことはしなくても大丈夫。

そして、大事にしてほしいことは、やみくもに鍛えることより、自分の体の感覚を大事にしてほしいのです。

脳と体と心はつながっています。

今、自分の体はどう動いているか、どこが伸びてどこが縮んでいるのか、足の裏の重心はどこにあるのか?

そんなことを頭で考えて、体を使う面白さを心で感じるようなトレーニングをしていくことで、体はいつしか効率的な動きができるようになります。

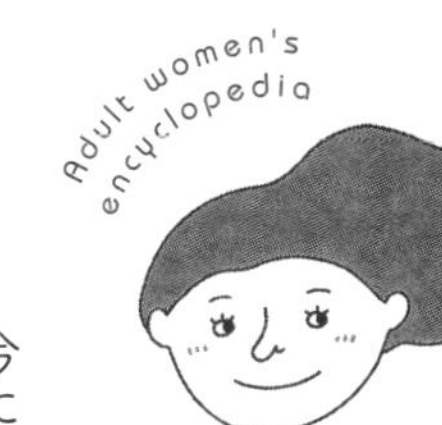

歳を重ねても自分のやりたいことができる体になるために

今になって振り返ると、私は40代に体づくりを始めて、本当によかったと思っています。

30歳になる直前に長男を出産しましたが、個性が強く親からすると、少し育てにくい子であったせいもあり、私は常に疲れイライラしていました。

そして、結婚当初からの義母との同居生活で、毎日がストレス気味で気持ちに全く余裕もない日々。

35歳で長女を出産してからは、反り腰が酷くなったり尿漏れがあったり、見た目はそれほど目立っているわけではないけれど下腹も出てきていました。

見た目だけでなく、気がついたら体はガチガチ、手足は常に冷えてるし、確実にいろいろな不調が出始めていました。

そして、息子の激しい反抗期に頭を抱えながらも、娘に少し手がかからなくなってきた頃に、ようやく自分に向き合うことができて、そのとき、私は真剣に考えたのです。

このまま何もしないで歳を重ねていったら私の体はどうなるのだろうって……。

そんな不安から一念発起して体を整えるための行動をスタートしました。

そうしてスタートして約5年後には、夫が大怪我で頸髄損傷で障害者となり、一時は目の前が真っ暗に……。

でもそんな人生の暗黒期を、なんとか乗り越えることができたのは、しなやかに動けるようになってきた体の土台があったからだとつくづく感じています。

体と心はつながっているのだと何処かで聞いたことがありましたが、それは本当にその通りだと自分の経験を通じても実感しています。

20代、30代、40代を経て50代からは「アラフィフクライシス」といわれる世代。

自分のことだけでなく、自分の親や家族を通していろいろな問題が勃発します。

そこを前向きに乗り越えるためには健康でラクに動ける体づくりが必要なのです。

体はあきらめなければ、いつからでも変えられます。キツイ筋トレをしなくても変えられます。

私は体芯力体操をするようになって、余計に、体づくりは未来の可能性を拓くものだと感じるようになりました。

もし、あなたが自分の思うように体が動かせるようになったら何がしたいですか？

体の痛みや不調がなくなったらどんな気持ちになりますか？

考えただけでもワクワクしてきませんか？

これから先、人生１００年時代ともいわれています。

元気で自分のやりたいことができるための体づくり、楽しみながら行っていきましょう！

おわりに

今の体がもっとラクにできる可能性は本当にある

最後までお読みくださり、ありがとうございました。

本書を読まれて、私達の「やっかいな疲れ」が起こってしまう原因にお気づきになられたと思います。これは自分の体を守ろうとすることを目的とした、脳のしくみから起きています。

それを知らずに、疲れや不調を改善しようと頑張ってトレーニングをしても、無駄な努力に終わってしまいます。

ということは、むやみに頑張らなくても、脳へのアプローチで疲れや不調を改善できる可能性があるということです。

たとえ、運動嫌いでも体力がなくても高齢でも、そして体に障害があっても、今の体をもっとラクにできる可能性があるのです。

私がこの「体芯力®」に出会って一番強烈に心に響いたことは、体芯力の運動は、「老若男女、高齢者、低体力者、障害者」でもできる運動であるということでした。

実は体芯力に出会う直前、私の夫が大怪我をして脊髄損傷で障害者になりました。リハビリのお陰もあって、なんとか杖があれば自力で歩けるようにはなりましたが、一般的な運動をすることは難しくなり、日常の「立つ」、「歩く」を少しでもラクにできるように、リハビリを継続していくことしかできない日々でした。

現代において、この「老若男女、高齢者、低体力者、障害者」でもできる運動ってなかなかありません。SNSで溢れているエクササイズ動画は、もちろん健常者が前提であり、しかもかなり身体能力が高い方向けなものがほとんどだと感じています。

でも、本来、運動を必要とする人は高齢者、低体力者、障害者なのではないでしょうか?

現在、私の夫も、この「体芯力」の運動を継続して行っていて、リハビリだけを続けていた頃よりも体が変わる感覚の変化を感じているようです。

そして、この「体芯力」に出会えたからこそ、今回の私の初出版につながりました。

体芯力の創始者である鈴木亮司さんには、ご縁をいただいてから、かれこれ10年の月日が経ちますが、今もずっと深い学びをいただいており、私にとっての師匠です。

心から感謝申し上げます。

そして、昨年夏に、大和出版の編集者の岡田祐季さんに出版のお話をいただいたとき、本当に嬉しくて夢のような気持ちでした。Instagramから私を見つけていただきありがとうございます。

お声がけをいただいてから、執筆を終えるまで、常に私を支えつづけていただきました。

また、イラストを描いていただいたｍｕｇｉさん。なんと元々理学療法士という体のスペシャリストの方！　そんなｍｕｇｉさんに描いていただけるという心強さは、言葉にできないほどでした。可愛らしくて見ているだけで心和みます。

また、出版に至るまでには夫と家族の協力なくしては最後まで頑張ることができなかったと思います！

皆様、本当にありがとうございました。

最後になりますが、本書で、少しでも多くの人が、頑張らないでも「やっかいな疲れ」を自分で簡単に改善することができて、自分のやりたいことが思いきりできる未来になりますように心から願っております。

坂村純子

さくいん

あ

か

さ

た

な

は

参考文献

『インナーマッスルに効く「体芯力」全身体操』鈴木 亮司 著　青春出版社

『体のたるみを引きしめる!「体芯力」体操』鈴木 亮司 著　青春出版社

『「脱力」はなぜ体にいいのか』鈴木 亮司 著　青春出版社

『100歳まで歩ける!「体芯力」体操』鈴木 亮司 著　青春出版社

『若返りウォーキング』小林寛道 著　宝島社

『身体能力を高める「和の所作」』安田 登 著　筑摩書房

オトナ女子の「やっかいな疲れ」がとれる大全

肩こり・むくみ・眼精疲労・腰痛・倦怠感 etc.

2024年 6 月 30 日　　初版発行

著　者……坂村純子

発行者……塚田太郎

発行所……株式会社大和出版

東京都文京区音羽 1-26-11　〒112-0013

電話　営業部 03-5978-8121 ／編集部 03-5978-8131

https://daiwashuppan.com

印刷所……信毎書籍印刷株式会社

製本所……株式会社積信堂

装幀者……岩永香穂（MOAI）

装画者……mugi

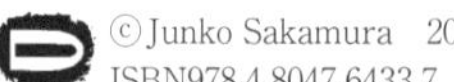

ISBN978-4-8047-6433-7